불안구급상자

불안구급상자

THE ANXIETY FIRST AID KIT

Quick Tools for Extreme, Uncertain Times

RICK HANSON, PHD · MATTHEW McKAY, PHD
MARTHA DAVIS, PHD · ELIZABETH ROBBINS ESHELMAN, MSW
MARTIN N. SEIF, PHD · SALLY M. WINSTON, PSYD
DAVID A. CARBONELL, PHD · CATHERINE M. PITTMAN, PHD
ELIZABETH M. KARLE, MLIS 지음

메디컬 마인드풀니스 연구회
김성진 · 김준모 · 서춘희 · 이성근 · 정도운 옮김

圖書出版 하나醫學社

역자 서문

코로나19가 국내에 처음으로 발생한 시기가 벌써 1년이 지났습니다. 강력한 전염성을 가지고, 아직까지 뚜렷한 해법이 없는 이 바이러스는 우리 모두를 정말로 힘들게 하고 있습니다. 아이들은 밖에서 마음껏 뛰놀지 못하고, 학생들은 공부에 불편을 겪으며, 어른들은 고용 불안정이나 사업 운영의 어려움을 겪고 있습니다. 코로나19로 인해 일상의 변화가 생기면서 우리의 스트레스는 점차 증가하고 있으며 불안, 우울, 분노 등 다양한 마음의 문제가 발생하고 있습니다. 항상 마스크를 쓰고, 사회적 거리를 유지해야 하는 지금의 환경은 아마 누구도 원하지 않았으며 예상하지 못했을 것입니다.

『불안구급상자(The Anxiety First Aid Kit)』라는 책은 저명한 심리학자이자 명상 지도자인 Rick Hanson 박사 등이 저술하였으며, 코로나19가 유행하는 지금의 시기에도 아주 요긴하게 사용할 수 있는 40가지의 불안 대처 기술을 소개하고 있습니다. 책의 제목처럼 빠르고 복잡하지 않은 방식으로 우리의 불안을 줄여줄 수 있는 기술들이 제시되어 있으며, 미국에서 많은 인기를 얻어서 아마존 베스트셀러에 선정되기도 하였습니다. 역자들은 지난 수년간 메디컬 마인드풀니스 연구회에 참여하며 마음챙김을 수련하고, 관련 서적의 번역을 비롯한 공부를 지속해 왔습니다. 의료진이자 함께 코로나19를 겪어내는 구성원으로서, 지금 같은 시기의 특수성으로 인해 심리적 어려움을 겪는 사람들이 계속 증가하고 있고 치료적 환경에 접근하기도 어렵다는 사실이 매우 안타까웠습니다. 불안구급상자는 이 힘든 시기를 겪는 모든 사람에게 매우 적절하고 도움이 될 것으로 생각되었기에, 역자들도 더 열심히 공부하고 번역에 집중하게 되었던 것 같습니다.

이 책에 소개된 여러 방법들은 얼핏 보기에 단순해 보일 수 있습니다. 하지만 사실 굉장히 효과적이며 충분히 입증된 방법들입니다. 어떤 기술을 다른 사람에게 가르쳐준다는 것은 어려운 일입니다. 보통 우리는 확신이 없고 경험이 부족할수록 명확하게 표현하는 것에 어려움을 겪습니다. 하지만 이 책의 저자들은 정말 명료하고 자신 있게 불안을 이해하고 다스리는 법에 대해 알려줍니다. 이 책을 번역하면서 단지 내용을 정확하게 옮기는 것뿐만 아니라, 저자들이 독자에게 전달하고 싶은 어투나 느낌도 최대한 살리려고 노력했습니다. 불안구급상자는 일종의 자습서이며, 학생이 수업에 완전히 몰입해야만 효과가 있듯이, 이 책을 이용해 불안 대처 기술을 실습할 때, 마치 현장에서 직접 실습하는 것과 같은 생동감이 느껴져야 한다고 생각했습니다.

여러 종류의 불안 대처 기술 중에서 아마도 여러분들이 더 마음에 끌리는 항목이 있을 것입니다. 특히 이 책의 후반부는 마음챙김과 관련된 기술들이 주로 제시되어 있습니다. 마음챙김은 숙달되는데 많은 노력과 시간이 필요할 수 있으며, 적절한 상황에 잘 사용하는 것도 중요합니다. 혹시 어떤 기술에 대해서 더 알고 싶거나 깊이 연습해 보고 싶다면, 주변의 정신 심리 전문가에게 문의해보는 것도 좋은 방법입니다.

책이 출판되기까지 도움을 주신 많은 분들께 감사드립니다. 이 책의 내용을 공부하고 번역하게 된 발판을 마련해 준 것은 그동안 진료현장에서 만나온 여러 환자분들이라고 생각합니다. 환자분들을 더 잘 이해하고 돕고 싶다는 열망이 중요한 원동력이 되었습니다. 책의 계약, 편집, 출판에 관련된 여러 부분을 맡아 주신 하나의학사에도 이 자리를 빌려서 감사드립니다. 그리고 이 책의 번역에 처음부터 끝까지 함께해 주신 다른 모든 역자분께도 감사의 말씀을 전합니다. 특히 제가 정신건강의학과 의사로서 고민하고 성장할 수 있게 항상 도와주시는 정도운 교수님께 감사드립니다. 마지막으로 제가 하고 싶은 일을 마음껏 할 수 있도록 뒤에서 지지해 주는 가족 특히 성실, 하은에게도 감사를 전하고 싶습니다. 아무쪼록 이 책이 불안으로 고통받는 많은 사람들에게 도움이 되기를 바랍니다. 하루빨리 마스크가 없는 일상으로 돌아가서 모두가 편안해지면 좋겠습니다.

역자 대표 김성진

차례

3장 고급 이완 기술

4장 시간이 좀 걸리지만 매우 효과적인 전략

소개

지금은 극단적이고 불확실한 시대입니다. 자연재해에서 세계적 유행병에 따른 인원 감축 및 자동화에 이르기까지 이전에는 상상할 수 없었던 일이 벌어지고 있습니다. 이와 관련된 정치적 분열까지 포함해서 걱정해야 할 것들이 너무나 많습니다.

이 책을 골랐을 때 아마도 여러분은 최악의 시나리오에 대한 강박적이고 질주하는 생각이나 불안이 몸에 남기는 '항상 켜진' 긴장된 느낌의 부담에서 벗어나려고 했을 것입니다. 이 책은 기분이 나아지도록 도와주겠지만, 자신의 감정이 타당하다는 것을 아는 것도 중요합니다. 재난이 임박한 것 같고 이를 대비하기 위해 할 수 있는 모든 것을 해야 한다는 생각을 그만두는 것은 좋은 날에도 어려울 수 있습니다.

나쁜 날에 이 책은 도움이 될 것입니다. 싱크대 아래에 숨겨둔 구급상자처럼 이 마음의 도구상자는 공황과 미래에 대한 걱정에서 벗어나 지금 여기서 할 수 있는 일에 집중하도록 반가운 시간을 제공할 수 있습니다.

이 짧은 책에는 최고의 정신 건강 전문가가 고객들과 함께 시행했던 가장 쉽고 효과적인 불안 완화 연습, 기술, 실습 40가지를 정리하였습니다. 모든 내용들은 증거 기반 치료에서 비롯되는데 '증거 기반'이라는 뜻은 이 책의 도구들이 수백 명의 고객들과 수십 년 동안 함께 해왔을 뿐만 아니라 전 세계의 연구실에서 평가되고 승인되었음을 의미합니다.

아마도 인지행동치료, 마음챙김에 근거한 스트레스 완화, 신경 과학에 대해 들어보았을 수 있습니다. 만약 그렇다면 이 책이 어떤 도움을 줄지도 알 수 있을 것입니다. 그렇지 않더라도 걱정할 필요는 없습니다. 이러한 치료법에 대해 알고 있는 것은 이 책을 최대한 활용하는 데 중요하지 않습니다. 자신의 기분을 개선하고, 생각을 더 잘 이해하고, 정말로 중요한 것에 따라 살고 있는지를 확인하는 데 집중하기를 바랍니다. 치료법에 대해 더 많이 배우기를 원하는 분들을 위해서 책 끝에 짧은 추천도서 목록을 포함하였습니다.

이 책은 불안한 생각과 감정을 다스리는 어려운 작업을 시작하기 전에 진정하는 기술을 가르치는 것부터 시작됩니다. 가능하다면 처음부터 끝까지 순서대로 진행하는 것이 좋습니다. 침착이나 무반응에 대한 기준을 설정한 후에 불안을 다루는 것이 더 쉽기 때문입니다.

또한, 이 책은 필요한 것을 필요할 때 얻을 수 있도록 만들어졌으므로 자신에게 적합한 것이 무엇인지 이미 알고 있는 경우 모든 이완 기술을 시도할 필요는 없습니다. 예를 들어 연습 9의 '시각화로 이완하기'가 잘 이루어지는 경우에는 간단하게 습관으로 만들고 다음 부분으로 넘어가십시오. 이 책의 모든 기술은 필요에 따라 즉시 사용할 수 있으며 어떤 종류의 불안한 생각이나 걱정에도 사용될 수 있을 정도로 유연하므로 자유롭게 들락날락할 수 있습니다. 탁자같이 쉽게 손 닿는 곳에 놓아두면 필요할 때 안도감을 찾는 데 도움이 될 것입니다.

책을 읽으면서 이러한 연습과 기술에 최대한의 장난스러움이 배어들 수 있도록 하십시오. 열린 마음을 유지하는 것이 중요합니다. 즉, 무엇인가가 여러분에게 효과가 없다고 느껴진다면 그것을 버리고 다른 것으로 이동하십시오. 이 책에서는 여러분이 제일 중요합니다.

정말로 고통스러운 시기이지만, 정신건강을 돌볼 시간을 따로 찾을 필요는 없습니다. 이제 심호흡을 하고 시작해 봅시다.

| 1장 |

즉시 진정하기

1
놀라지 않기

알아보기

신경계는 약 6억 년 동안 진화해 왔습니다. 이 긴 시간 동안 벌레, 게, 도마뱀, 쥐, 원숭이, 유인원, 인간 등 정말 그윽해진 생물들은 나뭇잎에 비치는 햇빛을 보고, 모든 선[Zen]을 얻고, 내면의 평화에 빠져들고… 머리 위의 그림자나 근처의 나뭇가지들이 부서지는 것을 눈치채지 못했기 때문에 잡아먹혔습니다.

유전자를 물려줄 때까지 살아남은 사람들은 두려움과 경계심이 많았습니다. 우리는 그들의 후손이며 두려움에 떨도록 길러졌습니다. 세렝게티에서 먼 길을 왔음에도 불구하고 조금이라도 위협적으로 보이는 상황에서 여전히 불안감을 느낍니다. 당신이 처한 상황이 상당히 좋다고 하더라도 생물학에 뿌리를 둔 다른 선천적 경보 원천이 존재합니다. 우리를 포함한 동물들은 생존을 위해 기본적으로 다음과 같은 노력을 계속해야 합니다.

- 세상으로부터 자신을 분리하는 것
- 몸, 마음, 관계, 환경의 많은 동적 시스템을 안정화하는 것
- 보상을 받고 위험을 피하는 것

하지만 문제는 여기에 있습니다. 이러한 각 전략은 존재에 대한 몇 가지 기본적인 사실과 완전히 모순됩니다.

- 모든 것은 다른 모든 것과 연결되어 있기 때문에 자신과 세상을 분리하는 것은 근본적으로 불가능합니다.
- 알다시피 모든 것은 변하기 때문에 몸, 마음, 관계, 환경과 관련된 것들을 안정적으로 유지하는 것은 불가능합니다.
- 보상은 덧없고 비용이 많이 들거나 획득할 수 없으며 일부의 위험은 불가피합니다. 따라서 즐거움을 영원히 붙잡아두고 고통에서 완전히 벗어나는 것은 불가능합니다.

위의 전략 중 하나를 실천하는 데 어려움을 겪을 때마다 우리 마음속에는 경보가 울립니다. 이는 존재의 본질과 생존의 의무 사이의 모순 때

문에 하루에 여러 번(특히 세상이 혼란스러울 때) 발생하기도 합니다. 경보는 우려, 짜증, 조심, 비관주의의 배경을 만들어 냅니다. 당신이 의식적으로 알아차리게 된 경보들은 불안, 분노, 통증이 되어 감정적으로나 신체적으로 불편함을 줍니다.

지금 당신의 몸과 마음에 있는 배경 경보의 양을 과소평가하지 마십시오. 그것은 삶의 필요성과 존재의 현실 사이의 충돌로 타고나는 것이며 끈질깁니다. 이 경각심은 생명체가 유전자를 전달하기 위해 살아남는 데는 좋은 전략이었지만 당신의 건강, 웰빙, 관계, 야망에는 좋지 않습니다. 일반적으로 위협 신호는 실제로 일어나는 일에 비해 지나치게 과장됩니다. 그것들은 당신이 자신을 위축시켜서 더 소극적이고 신중하게 지내게 하며 '우리[us]'에게 더 단단히 매달리고 '그것들'을 두려워하게 합니다. 집단과 국가 차원에서 경보에 대한 우리의 취약성은 우리를 두려움에 쉽게 조작되도록 만듭니다.

해보기

1. 자신을 위한 입장을 취해보십시오. "불필요한 두려움에 지쳤어요"라고 말할 수도 있습니다. 지난 몇 달 동안 지불한 비용을 생각해 보십시오(몸을 숨길 곳을 찾아다니는 것, 재갈이 물려서 제대로 하지 못한 자기표현, 중요한 갈망이나 야망의 포기 등).
2. 가슴이나 얼굴이 조여지거나 위[stomach]가 내려앉는 느낌, 균형이 맞지 않는 느낌, 스캔이나 경계가 증가하는 것 같은 미묘한 경보 감각이 발생할 때 더 잘 알아차리려고 노력하십시오.
3. 많은 경보 신호들이 실제로는 전혀 신호가 아니라는 것을 인

식하십시오. 그것들은 단지 불쾌한 소음일 뿐이며 계속 울리는 자동차 경보기처럼 무의미합니다. 진짜 경보만 확실하게 처리하십시오. 과장되거나 가짜 경보가 울릴 때는 반응하지 마십시오.

4. 때때로 나쁜 일이 일어난다는 것을 받아들이십시오. 불확실성은 항상 존재합니다. 사람들은 일자리를 잃고 좋은 사람들이 아프기도 합니다. 모든 총알을 피하면서 살 수는 없다는 사실을 알아야 합니다. 이것에 대해 이해하게 되면 할 수 없는 것에 대한 통제를 그만두게 됩니다.

몸이 덜 놀라도록 계속 도와주십시오. 만약 도움이 된다면, 당신의 뇌줄기에서 가장 오래되고 두려운 구조물 안에 있는 내면의 이구아나가 배를 부드럽게 쓰다듬고 안정을 취해 마치 따뜻한 바위 위의 도마뱀처럼 긴장을 푸는 것을 상상할 수 있습니다. 내면의 쥐, 원숭이, 원시인에게도 똑같이 할 수 있습니다. 부드럽게 몸을 열고, 숨을 완전히 들이쉬면서 놓아주고, 내면에 있는 힘을 느끼고 풀어주는 것을 계속합니다.

경보가 울릴 수도 있지만, 당신의 알아차림과 의도는 하늘을 왜소하게 만드는 구름처럼 매우 크고 넓습니다. 사실상 경보와 두려움은 두려움이 없는 공간에서 유지됩니다. 지그재그에 위아래로 이루어진 이 세상을 똑똑히 보고 거기에 만족하십시오. 열린 마음을 가지고 두려움이 없는 상태로 몇 번이고 다시 돌아가도록 하루 종일 노력하십시오.

2
지금 괜찮다는 걸 알아차리기

알아보기

뇌는 선조들을 살리기 위해 적지만 꾸준히 계속되는 내부의 불안을 진화시켰습니다. 이 작은 속삭임은 내면과 외부 세상의 문제 징후를 계속 감시하게 합니다. 불안정함과 경계심의 배경은 너무 자동적이어서 거기에 있다는 사실을 잊을 수 있습니다. 몸의 긴장, 방어, 버팀대를 조정할 수 있는지 확인하십시오. 환경이나 다른 사람에 대한 경계, 또는 *완전히* 이완하거나 경계를 풀고 놓아주는 것과 관련된 장애물에 대해서도 알아보십시오.

몸의 무방비함 및 부드러움과 함께 지금 이 순간을 완전히 편안하고 평화롭게 느끼면서 5분 동안 집에 앉아있으려고 해보십시오. 이것은 대부분의 사람들에게 불가능합니다.

뇌에 기본적으로 설정되어 있는 불안은 원숭이가 자신을 덮칠 무언가를 계속 살피도록 하기에는 좋은 방법이지만, 살아가는 데 있어서는 형편없는 방법입니다. 그것은 웰빙을 해치고 불안과 우울을 유발하며 사람들에게 중요한 것들을 외면하게 만듭니다. 또한, 거짓에 근거합니다.

사실상 배경에 깔린 불안은 마음의 귀에 끊임없이 속삭이고 있습니다. *너는 안전하지 않아, 위협으로 둘러싸여 있어, 절대로 경계를 낮춰서는 안 돼.* 하지만 지금 이 순간을 자세히 살펴보십시오. 아마도 괜찮을 것입니다. 아무도 당신을 공격하지 않고, 아프지도 않고, 폭탄이 떨어지는 것도 아니고, 당신이 앉아있는 곳에는 위기가 없습니다. 완벽하지는 않지만 괜찮습니다.

'지금 바로'는 *이 순간*을 의미합니다. 우리는 미래로 갈 때 걱정하고 계획하며 과거로 갈 때 분개하고 후회합니다. 두려움의 실타래는 과거와 미래의 정신적 태피스트리tapestries로 짜이게 됩니다. *현재*라는 시간의 얇은 조각을 다시 바라보십시오. 지금 이 순간이 괜찮으십니까? 호흡은 잘 됩니까? 심장은 잘 뛰고 있습니까? 마음은 잘 작동합니까? 대부분의 대답들은 "예"일 것입니다.

일상생활과 관련된 일들을 처리하는 동안에도 이러한 근본적인 감각에 접근할 수 있습니다. 실제의 위협이나 문제를 무시하거나 모든 것이 완벽한 척을 하자는 것이 아닙니다. 하지만 한창 바쁜 와중에도 보통은, 당신이 지금 실제로 괜찮다는 것을 알 수 있습니다.

해보기

하루에도 몇 번씩 당신이 원래 괜찮았다는 것을 알아차리십시오. 확실한 것이나 사랑, 또는 단순히 감자튀김을 위한 케첩을 더 원할 수도 있습니다. 아니면 고통, 상심, 국가적 실업이 덜하기를 원할 수도 있습니다. 모두 매우 합리적입니다. 하지만 모든 우왕좌왕하는 그사이 속에도 당신은 괜찮습니다. 욕망과 그 활동 아래에서도 지금 잘 살아가며 잘 알아차리고 있습니다.

당신은 저녁 식사를 준비하고 있습니다. 아마도 *지금 괜찮다*는 걸 알아차리고 마음속으로 부드럽게 말할 수 있을 것입니다. 또는 운전하고 있습니다. *지금 난 괜찮아.* 화상통화로 누군가와 이야기하고 있을 수도 있습니다. *지금 난 괜찮아.* 이메일을 보내거나 아이를 침대에 눕힐 수도 있습니다. *지금 나는 다 괜찮아.*

지금 괜찮다고 느끼면서도 여전히 일을 처리하고 문제를 해결할 수 있다는 것을 알아야 합니다. 스스로 괜찮다고 느끼면, 나쁜 일이 일어날 것이라는 두려움의 근거는 사라집니다. 괜찮다고 느끼는 것을 두려워할 필요가 없습니다!

때로는 정말 괜찮지 *않을* 때가 있습니다. 어쩌면 끔찍한 일이 일어났거나 몸이 매우 안 좋거나 마음이 아주 속상한 상태일지도 모릅니다. 이때는 폭풍우를 이겨내기 위해서 할 수 있는 일을 다 해야 합니다. 하지만 당신 존재의 중심은 바다 위에서 울부짖는 허리케인 아래에 있는 수심 50피트(약 15m)의 조용한 장소처럼 괜찮다는 것을 가능한 한 빨리 알아차리십시오.

지금 괜찮다는 것을 알아차리는 것은, 예쁜 베일처럼 삶에 긍정적인 태도를 취하라는 것이 아닙니다. 대신, *이 순간 나는 괜찮다*는 단순하지만 심오한 사실을 알게 되는 것입니다. 두려움보다 더 깊은 몸의 진실을 느껴보십시오. 숨을 쉬고 살아있으며 괜찮습니다. 아무리 마음의 내용물이 좋지 않더라도 이를 통해 마음이 잘 작동하고 있음을 인식할 수 있습니다.

괜찮다는 느낌에 근본적으로 익숙해지는 것은, 당신의 뇌와 존재에 안녕과 자원을 구축하는 강력한 방법입니다. 당신은 진실의 편에 서 있습니다.

3
복식호흡

알아보기

호흡 연습은 몇 분이면 배울 수 있으며 일부 효과는 즉시 경험할 수 있습니다. 규칙적인 연습을 통해서 며칠은 아니더라도 몇 주 안에 지대한 영향을 미칠 수도 있습니다.

방해받지 않고 복식호흡을 배울 수 있는 시간과 장소를 선택하십시오. 배우는 동안 매일 같은 시간과 장소에 연습하도록 노력하십시오. 별도의 지시가 없다면 코로 숨을 쉬는 것이 가장 좋습니다. 필요하다면 호흡 연습을 하기 전에 콧속을 비우십시오. 알레르기나 다른 이유로 그럴 수 없다면 입으로 숨을 쉬어도 괜찮습니다.

호흡 연습을 시작하기 전에 자신을 확인하는 시간을 잠시 가지십시오. 머리부터 발끝까지 몸 전체의 느낌이 어떤지 알아차리고 긴장을 풀기 위해 최선을 다하십시오. 필요하다면 자세를 더 편안하게 바꾸십시오.

처음에는 복식호흡이 어색하게 느껴질 수 있습니다. 가슴을 통해 더 얕게 호흡하는 경우에 특히 더 그렇습니다. 초보자는 복식호흡이 어떤 느낌인지 경험하기 위해서, 연습 시 배의 움직임을 과하게 하고 숨을 쉴 때 배 위에 손을 얹어보는 것이 유용할 수 있습니다. 익숙해지면 더 이상 과한 움직임을 할 필요가 없으며 손도 옆구리에 놓을 수 있습니다. 실습을 통해서 복식호흡이 더 자연스럽게 느껴질 것입니다.

해보기

1. 등을 대고 반듯이 누워서 한 손은 배, 다른 한 손은 가슴 위에 살며시 얹은 채로 호흡을 따라가십시오. 숨을 들이쉬고 내쉴 때 배가 어떻게 올라가고 내려가는지 느껴보십시오. 아니면, 배에는 책을 올려두고 손은 옆구리에 놓은 채로 호흡해보십시오.

2. 배로 숨을 쉬는 것이 어렵다면 다음 중 하나를 시도하십시오.
   - 폐를 비우기 위해 강하게 숨을 내쉬십시오. 이렇게 하면 배로 깊은숨이 들어갈 수 있는 진공 상태가 만들어질 것입니다. 가슴에서 얕은 숨을 계속 쉬고 있다면 이 단계를 반복하는 것이 필요할 수 있습니다.

- 숨을 내쉴 때 손으로 배를 누른 다음에 깊게 숨을 들이쉬면서 배가 손을 밀어 올리도록 해보십시오.
- 배가 풍선이며 숨을 들이쉴 때 공기로 채워지고 있다고 상상해 보십시오.
- 겹친 손에 머리를 기대고 엎드려 누우십시오. 배가 바닥에 밀착되는 것을 느낄 수 있도록 숨을 깊게 들이쉬십시오.

3. 복식호흡을 할 때 대부분의 행동은 배에서 이루어지지만, 가슴도 약간 움직이게 됩니다. 가슴과 배가 조화롭게 움직입니까? 아니면 뻣뻣합니까? 숨을 들이쉴 때는 배, 중간 가슴, 위쪽 가슴의 순서로 한 번에 부드럽게 움직여야 합니다. 물로 유리잔을 바닥부터 꼭대기까지 채워보는 상상을 하면서 숨을 들이쉬어 보십시오.

4. 복식호흡이 어떤 느낌인지 한번 알게 되면, 숨을 더 깊고 천천히 쉬기 위해서 다음의 방법을 사용할 수도 있습니다. 살짝 미소를 지으면서 코로 숨을 들이쉬고 빨대를 통해 숨을 내쉬듯이 입으로 숨을 내쉬십시오. 배가 들썩들썩하도록 길고 천천히 깊은숨을 쉬십시오. 점점 더 이완하면서 숨소리와 그 느낌에 집중하십시오.

5. 생각, 감정, 감각이 주의를 끌면 호흡으로 돌아가기 전에 단지 알아차리기만 하십시오.

6. 하루에 1~2회, 한 번에 약 5~10분 복식호흡을 실습하십시오. 점차 이 시간을 20분까지 늘리십시오.

7. 각 복식호흡 회기를 마칠 때마다 자신의 느낌을 알아차리는 (그리고 즐기는) 시간을 잠시 가져보십시오.

8. 선택사항: 각 호흡 실습 회기의 처음과 마지막에 몸의 긴장을 확인하는 것이 좋습니다. 연습이 끝날 때 느끼는 긴장 수준과 시작할 때 느꼈던 긴장 수준을 비교해보십시오.

4
특별한 장소 만들기

알아보기

항상 좋아하고 풍족한 장소에 접근할 수는 없습니다. 하지만 마음속에 언제든지 방문할 수 있는 특별한 장소를 만들어서 휴식을 취하는 것은 가능합니다. 당신이 만들어 낸 특별한 장소는 휴식과 인도를 위한 정신적 피난처가 될 것입니다. 이 장소는 실내일 수도 있고 야외일 수도 있습니다. 장소를 구성할 때는 다음의 몇 가지 지침을 따르십시오.

- 당신의 장소로 향하는 전용 출입구를 설정하십시오.
- 평화롭고 편안하며 안전하게 만드십시오.
- 감각적인 디테일로 장소를 채우십시오. 전경, 배경, 중간 지대를 만들어 보십시오.
- 내적 안내자 또는 다른 사람이 편안하게 함께 할 수 있는 공간을 확보하십시오.

상상력을 사용하십시오. 당신의 특별한 장소는 연못으로 통하는 길의 끝에 있을 것입니다. 발아래는 풀이 자라고 있고 연못은 약 30미터 떨어져 있으며 멀리에는 산이 있습니다. 이 그늘진 곳에서 시원한 공기를 느낄 수 있습니다. 앵무새는 노래하고 있고 연못의 태양은 밝게 빛납니다. 인동덩굴의 톡 쏘는 냄새는 달콤한 꿀로 채워진 꽃 위에서 윙윙거리는 꿀벌을 매료시킵니다.

다른 특별한 장소는 오븐에서 계피 빵을 굽고 있는 반짝이고 깨끗한 부엌일 수도 있습니다. 부엌 창문을 통해서 노란 밀밭이 보입니다. 커튼이 바람에 펄럭입니다. 탁자에는 손님을 위한 차 한 잔이 있습니다.

해보기

아래의 내용을 녹음하고 재생해 듣거나 친구에게 천천히 읽어달라고 하십시오.

안전한 장소로 가기 위해 누워서 완전히 편안해지십시오… 눈을 감고… 마음속의 조용한 장소로 천천히 걸어갑니다… 그곳

은 실내일 수도 야외일 수도 있습니다… 평화롭고 안전해야 합니다… 불안, 걱정을 떨쳐버리는 자신을 상상해 보십시오… 멀리 보이는 풍경을 보십시오… 무슨 냄새를 맡고 있습니까? 어떤 소리가 들립니까? 눈앞에 무엇이 있는지 보십시오… 손을 뻗어 만져봅니다… 어떤 느낌이십니까? 냄새를 맡고… 들어보십시오… 온도를 편안하게 맞춥니다… 여기는 안전합니다… 특별한 장소, 개인적인 장소를 찾아보십시오… 그곳으로 가는 길을 찾아봅니다… 발로 땅을 느껴보십시오… 위를 보십시오… 무엇이 보입니까? 소리? 냄새? 조용하고 편안하며 안전한 장소에 들어갈 수 있을 때까지 이 길을 걸어가십시오.

특별한 장소에 도착했습니다… 발밑에는 무엇이 있습니까? 느낌이 어떻습니까? 몇 걸음을 걸어보십시오… 위에는 무엇이 보이십니까? 무엇이 들립니까? 다른 소리는 없습니까? 손을 뻗어 무언가를 만져보십시오… 질감이 어떻습니까? 근처에 펜, 종이, 페인트가 있습니까? 그리거나 작업할 수 있는 모래나 점토가 있습니까? 이것들을 다뤄보고 냄새를 맡으십시오… 이 특별한 도구들은 내적 안내자가 당신에게 생각이나 감정을 드러내기 위해 사용하는 것입니다… 볼 수 있는 한 멀리 바라보십시오… 무엇이 보이십니까? 무엇이 들리십니까? 어떤 향기가 느껴집니까?

특별한 장소에 앉거나 누워보십시오… 냄새, 소리, 광경에 주목합니다… 이곳은 당신의 장소이며 아무도 당신을 해칠 수 없습니다… 여기에 위험한 것이 있다면 추방하십시오… 당신이 느긋하고 안전하며 편안하다는 것을 깨닫는 데 3~5분을 보내

십시오….

이 장소의 냄새, 맛, 광경, 소리를 기억하십시오… 원할 때 언제든지 여기로 돌아와서 휴식을 취할 수 있습니다… 같은 길이나 입구를 통해서… 땅을 보고, 가까운 곳에 있는 것을 만지고… 멀리 보고 경치를 감상합니다… 당신이 만든 특별한 장소는 원할 때 언제든지 들어갈 수 있다는 것을 다시 한번 기억하십시오… "나는 여기서 쉴 수 있어" 또는 "여기가 내 특별한 장소야. 나는 원할 때마다 여기에 올 수 있어"라고 확언합니다.

이제 눈을 뜨고 당신의 휴식에 감사하며 약간의 시간을 가져보십시오.

5
피난하기

알아보기

전 세계에는 피난처가 존재합니다. 불안정한 시기에 살아남기 위해서 도망치는 사람들은 이곳으로 대피할 수 있습니다. 예를 들어 중세 유럽에서는 사람들이 교회로 피난해서 보호받을 수 있었습니다.

사실상 우리 모두는 도전, 슬픔, 완전히 미친 세상으로부터 매일 피난처가 필요합니다. 그렇지 않으면 삶의 차가운 바람에 지나치게 노출되거나 단조로운 일상 속에서 너무 지치게 됩니다. 피난하지 못한 채로 시간이 지나면 활기를 잃고 공허하게 달리고 있는 것처럼 느낄 수 있습니다. 피난처는 단순한 장소 그 이상의 의미를 가집니다. 사람, 기억, 생각, 필요할 때 신뢰할 수 있는 안식처와 보호를 제공하는 모든 사람과 사물이 해당될 수 있습니다. 피난처는 안심이 되고 위안을 주며 지지해 주는 모든 것에서 찾을 수 있습니다. 힘과 지혜를 얻기 위해 경계를 늦출 수 있다는 느낌이 드는 곳은 어디든지 피난처가 될 수 있습니다.

피난처는 침대에 누워 좋은 책을 읽는 것, 친구들과의 식사, 하루를 준비하기 위한 할 일 목록을 작성하는 것과 같은 일종의 자기 관리도 해당될 수 있습니다. 또는 할머니를 기억하는 것, 몸에 힘이 느껴지는 것을 감사하는 것, 과학의 발견을 신뢰하는 것, 믿을 수 있는 친구와 이야기하는 것처럼 더 간단할 수도 있습니다. 많은 종교도 신성한 장소, 글귀, 개인, 가르침, 의식, 사물, 집회 등의 피난처를 제공합니다.

당신의 피난처는 매일 시행하고 있는 습관, 기술, 의식과 같은 실습 그 자체일 수도 있습니다. 여기에는 매일 조깅을 하거나 명상을 하는 것이 포함됩니다. 어느 쪽이든 가능한 한 충분히 실습을 계속하는 것을 통해 안도감을 느낄 수 있습니다. 계속 노력하면, 점차 더 행복하고 사랑스러워질 수 있다고 믿는 것은 기분을 좋게 만들어줍니다. 당신에게 안도감을 주는 것은 무엇입니까?

해보기

피난처가 될 수 있는 최소한의 몇 가지를 적어보거나 머릿속의 목록으로 만들어 보십시오. 당신 속에는 이미 많은 피난처가 존재하며 삶 속에서 이를 통해 살아갈 수 있다고 상상하는 것은 획기적인 일이 될 수 있습니다. 이런 방법으로 피난하게 되면 당신은 건전한 영향력에 스스로를 넘겨주고 그것을 통해 나아가게 됩니다.

마음속에 있는 것들을 말함으로써 피난할 수 있습니다. 나는 _______ 로 피난했다. 나는 _______ 를 따르고 있다. _______ 가 나를 통해 진행되고 있다. 또는, 말없이 그저 피난처를 느껴보십시오. 안전하고 지지를 받는 *집* 같은 장소가 있다는 것이 어떤지 느껴보십시오.

기억날 때마다 이 작업을 할 수 있도록 매일 노력하십시오. 몇 분밖에 걸리지 않습니다. 차가 막히거나 회의 중에도 할 수 있습니다. 피난을 마치면, 당신을 채우고 있고 당신 속에 깊이 스며든 좋은 기분과 생각을 느껴보십시오. 이는 당신의 존재와 함께 엮여서 어디에 가든지 가지고 갈 자원이자 내면의 빛이 되어줄 것입니다.

6
점진적 이완

알아보기

점진적 이완은 눕거나 의자에 앉아서 실습할 수 있습니다. 각 근육은 5~7초 동안 긴장된 다음 20~30초 동안 풀리고 이완됩니다. 이러한 시간의 길이는 단순한 경험적 규칙이며 엄격하게 준수할 필요는 없습니다. 최소 한 번 이상 이 절차를 반복해야 합니다. 특정 근육이 이완되기 어려운 경우에는 최대 5회까지 긴장 및 이완을 연습할 수 있습니다.

절차가 기억될 정도로 익숙해지면 눈을 감고 한 번에 한 곳의 근육에만 주의를 집중하십시오.

기본적인 절차를 기록하는 것이 이완 프로그램을 시행하는데 더 용이할 수 있습니다. 다음 근육으로 넘어가기 전에 각 근육이 긴장 및 이완될 수 있도록 충분한 시간을 가지십시오. 과도하게 조이면 근육이나 척추가 손상될 수 있으므로 목과 등을 긴장시킬 때는 특히 주의하십시오. 또한, 발가락이나 발을 과도하게 조일 경우에도 근육 경련이 발생할 수 있으니 조심해야 합니다. 몸의 느낌을 믿으면서 긴장을 풀어보십시오.

해보기

이 연습에서는 전체 근육 다발이 동시에 긴장되고 이완됩니다. 처음 연습하는 사람들은 때때로 긴장을 서서히 푸는 실수를 합니다. 이러한 슬로 모션의 긴장 완화는 이완이 된 것처럼 보일 수 있지만, 실제로는 지속적인 긴장이 이루어지는 상태입니다. 특정 근육의 긴장을 이완시킬 때는 즉시 시행하십시오. 당신의 근육이 갑자기 흐느적거리게 하십시오.

이 연습은 의자에 앉아서 각 근육 다발을 5~7초까지 긴장시킨 다음 15~30초까지 이완하는 것이 가장 좋습니다. 긴장감과 이완감 사이의 대비되는 느낌을 기억하도록 하십시오.

1. 두 주먹을 쥐고 이두근과 팔뚝을 조입니다. 이제 긴장을 풀어보십시오.
2. 머리를 시계 방향으로 원을 그리며 돌린 다음 반대 방향으로도 돌려봅니다. 이제 긴장을 풀어보십시오.

3. 호두처럼 얼굴의 근육들을 주름지어 보십시오. 이마가 주름지고 눈이 가늘게 떠지며 입이 벌어지고 어깨가 구부러집니다. 이제 긴장을 풀어보십시오.

4. 가슴으로 심호흡을 하면서 어깨를 뒤로 젖히십시오. 계속합니다. 이제 긴장을 풀어보십시오. 심호흡하면서 배를 내밀어 봅니다. 계속합니다. 이제 긴장을 풀어보십시오.

5. 다리를 곧게 펴고 발가락을 얼굴 쪽으로 향하게 하여 정강이를 조이십시오. 계속합니다. 이제 긴장을 풀어보십시오. 다리를 곧게 펴고 발가락을 구부리면서 동시에 종아리, 허벅지, 엉덩이를 조입니다. 이제 긴장을 풀어보십시오.

처음에는 조용한 장소에서 점진적 이완을 시작해야 하지만, 연습을 통해서 긴장을 알아차리게 되면 하루 중 언제든지 해볼 수 있습니다.

7
정좌 명상

알아보기

일반적으로 전혀 명상하지 않는 것보다는 조금이라도 명상을 하는 것이 더 편안함을 느끼게 합니다. 처음 명상을 시작할 때는 하루에 5분 만이라도 편안하게 명상을 유지하도록 노력하십시오. 억지로 앉아있어야 한다고 느낀다면 명상 실습에 혐오감이 들 수 있습니다. 당신이 발전하고 명상이 더 쉬워질수록 실습 시간을 늘리고 싶어 하는 자신을 발견할 것입니다. 휴식의 관점에서 보면 하루에 한 번 20~30분 정도 연습하는 것으로도 충분하며 더 작은 시간으로도 혜택을 볼 수 있습니다.

해보기

명상을 시작하는 가장 간단한 방법은 호흡에 집중하는 것입니다.

1. 편안한 앉는 자세를 선택하십시오.
2. 배로 크게 세 번 숨을 들이마신 다음 호흡을 정상으로 되돌리십시오. 원하는 경우에는 눈을 감을 수 있지만, 필수는 아닙니다.
3. 호흡의 부드러운 상승과 하강에 주의를 집중하십시오. 해안으로 들어왔다 나가는 파도처럼 당신의 숨결은 항상 거기에 있습니다. 숨을 들이쉬고 내쉬는 것, 코나 입으로 들어가는 호흡의 감각, 폐와 횡격막을 채우는 호흡의 감각에 집중할 수 있습니다.
4. 마음이 방황할 때마다 부드럽게 다시 호흡에 집중하도록 노력하십시오. 당신의 호흡이 이 순간의 닻이 되게 하십시오.
5. 생각 때문에 주의가 산만해지면 그저 알아차리고 인정하십시오.
6. 생각을 다루는 한 가지 방법은 알아차린 대로 이름을 붙이는 것입니다. 걱정하고 있다는 것을 알아차리면 조용히 스스로에게 말하십시오. *걱정, 걱정, 걱정이 있구나.* 그것을 '계획', '회상', '그리움', '생각'이라고 부를 수도 있습니다. 이름을 붙이고 계속 진행해보십시오. 이렇게 하면 생각과 동일시하는 것을 멈추고 더 넓은 공간과 내면의 평화를 만드는 방법을 배

우는 데 도움이 될 것입니다.

이 명상은 10~30분 정도 걸릴 수 있습니다. 연습을 통해서 호흡에 더 수월하게 집중할 수 있고, 생각을 더 쉽게 놓아버릴 수 있습니다.

8
급속 이완

알아보기

급속 이완은 당신이 긴장을 푸는 데 필요한 시간을 약 30초까지 줄일 수 있습니다. 빠른 속도로 긴장을 풀 수 있다는 것은 스트레스가 많은 상황에서 진정으로 안심할 수 있도록 도와줍니다. 다양한 활동과 마음 상태를 거치면서 하루에 여러 번 급속 이완을 실습하는 것은 좋은 생각입니다.

급속 이완에서는 특별한 이완 신호를 선택해야 합니다. 시계, 화장실에 갈 때 지나치는 그림 등 하루 종일 정기적으로 볼 수 있는 것을 선택하십시오. 가능하다면 이 기술을 실습하는 동안 그 특별한 신호를 색깔 테이프로 표시하십시오.

해보기

시작할 준비가 되면 당신의 특별한 신호를 보십시오. 숨을 들이쉬고 이완하십시오. 그리고 또 숨을 들이쉬고 이완하십시오. 당신의 신호를 계속해서 보면서 *긴장을 풀려고* 생각하십시오. 숨을 들이쉬고 이완하십시오. 당신은 깊고 고르게 숨을 쉬고 있으며 숨을 내쉴 때마다 *긴장을 풀고 있다고* 계속 생각하십시오. 이완이 몸 전체에 퍼지게 하십시오. 몸의 긴장을 알아차리고, 현재 하고 있는 활동에 필요하지 않은 모든 근육에 가능한 한 이완을 보내십시오.

하루 종일 신호를 볼 때마다 다음의 세 가지 간단한 과정을 수행하십시오.

1. 입을 통해 천천히 숨을 내쉬면서 두세 번 깊고 고른 호흡을 하십시오.
2. 심호흡을 계속하면서 숨을 내쉴 때마다 *긴장을 풀고 있다고* 생각하십시오.
3. 긴장이 있는지 몸을 살펴보십시오. 이완할 필요가 있는 근육에 집중하고 긴장을 비우십시오.

한 걸음 더

자연스럽고 스트레스받지 않는 상황에서 빠르게 이완하기 위해서, 하루에 15번 정도 이완 신호를 사용하도록 시도하십시오. 이것은 긴장을 점검하고 하루 종일 깊은 이완의 상태로 돌아가도록 하는 습관을 심어줄 것입니다. 처음 며칠 동안 연습한 후에는 이완 신호에 있는 테이프의 색을 변경하거나 신호까지도 함께 변경해볼 수 있습니다. 이것은 마음속에 이완에 관한 생각을 신선하게 유지하도록 해줄 것입니다. 마지막으로 하루 중 특히 스트레스가 많은 한두 번의 순간에 자신을 진정시키기 위해 급속 이완을 사용할 수 있는지 확인하십시오.

9
시각화로 이완하기

알아보기

상상적 이미지나 시각화를 사용하는 것은 이완하는 데 도움이 되는 또 다른 전략입니다. 몇몇 사람들은 다른 장소에 그들 자신이 있다고 상상하는 능력을 가지고 있으며, 효과적으로 이완된 상태에 도달하기 위해서 시각화를 사용할 수 있습니다. 연습 4에서 실습했던 '특별한 장소 만들기'가 떠올라 이 말이 친숙하게 들렸다면, 자신이 해변이나 평화로운 숲속의 빈터에 있다고 상상하는 것이 단순한 근육 이완 상태보다 더욱 더 만족스러운 이완 상태를 만들어 내는 데 도움이 된다는 것을 알 수 있을 것입니다. 사실 호흡과 근육에 직접적인 초점을 두고 이런 상태에 도달하는지 아니면, 이완되는 환경에 있다고 상상하는 것을 통해서 도달하는지 그 여부는 중요하지 않습니다. 당신이 선호하는 이완의 형태가 무엇이든, 가장 중요한 목적은 *깊은 호흡과 이완된 근육 상태*를 성취하는 것에 있습니다. 그것은 지속되는 불안한 생각으로 인한 활성화를 줄이는데 중요한 열쇠가 될 것입니다.

해보기

아래에 있는 이완되는 상황을 묘사한 예시를 따라 읽어보십시오. 그리고 몇 분 동안 눈을 감고 이런 상황 속에 자신이 있다는 것을 상상해 봅니다.

> *따뜻한 해변에 있다고 상상해 보십시오. 햇빛이 당신의 피부를 따스하게 비추고 있고 신선한 바람이 바다로부터 살살 불어옵니다. 해안가로 밀려드는 파도 소리와 저 멀리 들려오는 새들의 지저귀는 소리도 들어보십시오. 잠시 이완하면서 해변을 즐기도록 내버려 둡니다.*

묘사된 상황 속에 있는 자신의 모습을 잘 상상할 수 있었습니까? 만약 이러한 시각화가 쉽게 되었다면 당신은 즐겁게 참여했을 것이며, 우리는 당신에게 맞는 이완 전략으로 이미지를 상상해 보는 방법을 사용하는 것을 적극 추천합니다. 그것이 다른 방법을 활용하는 것보다 훨씬 더 효과적으로 당신을 이완된 상태에 이르게 할 수 있습니다. 반면 이러한 방법을 사용하여 이완하는 데 어려움을 느꼈거나 마음이 편안하지 않았다면, 당신에게는 아마도 다른 전략이 더 도움이 될 것입니다.

한 걸음 더

이완하기 위해서 상상적 이미지를 이용할 때 당신은 상상 속에 있는 다른 장소로 이동하게 됩니다. 이러한 정신적 여행은 천천히 호흡하고 몸을 이완시키는 것부터 시작됩니다. 우리는 전반적인 과정을 보여주기 위해 해변 이미지에 기반을 둔 안내 대본을 제공하고 있지만, 당신이 즐길 수만 있다면 어떤 장소이든지 괜찮습니다. 중요한 것은 눈을 감고 특별한 장소에 있는 자신을 세밀하게 경험하는 것입니다. 이완되는 상황에 있는 자신을 상상하면서 시각, 청각, 후각, 촉각, 미각을 포함한 모든 감각을 사용하도록 노력하십시오. 눈을 감고 집중할 수 있도록 누군가에게 대본을 읽어달라고 부탁할 수 있습니다.

> *해변의 모랫길을 걷고 있다고 상상해 보십시오. 길을 따라 걷고 있다 보면 당신은 울창한 나무들에 둘러싸여서 짙은 녹음 속에 있게 됩니다. 걷다 보면 신발 사이로 모래가 들어가는 것이 느껴집니다. 산들바람이 살랑살랑 불어오면서 나뭇잎이 흔들리는 소리를 들어보십시오. 앞쪽의 해변에서 밀려오는 부드러운 파도 소리도 들어봅니다.*
>
> *나무를 벗어나서 햇빛이 비치는 모래가 있는 해변으로 걸어나갑니다. 잠시 주변을 돌아보고 있는 동안에 햇빛은 머리와 어*

깨를 따뜻하게 감싸줍니다. 아름다운 푸른색 하늘에 몇 줄기 하얀 구름이 움직임도 없이 하늘에 둥실 떠 있습니다. 신발을 벗고 모래 속에 발을 묻으며 따뜻함을 느껴봅니다. 신발을 들고 물가로 걸어가 보십시오. 해안가로 쓸려 오는 파도 소리가 졸음을 살살 오게 합니다. 파도의 움직임에 맞추어 깊은 호흡을 해봅니다.

물은 짙은 푸른색이며, 저 멀리 떨어진 수평선에서 당신은 옅은 파란색의 하늘과 만나 더욱더 짙어진 푸른색 선을 볼 수 있습니다. 먼 곳에 항해하는 두 척의 배가 보이는데 하나는 흰색이고 다른 하나는 빨간색입니다. 그들은 서로 경주를 하는 것 같습니다. 떠다니는 나무의 축축한 냄새를 맡게 되면서 근처에 있는 나무들에 시선이 갑니다. 부드러우면서 자연스럽게 건조된 나무 위에 신발을 올려놓고 파도 쪽으로 걸어갑니다.

갈매기들이 머리 위로 날아들며 흥겹게 지저귀는 소리가 파도 소리와 함께 부드러운 바람을 타고 들려옵니다. 부드러운 바람을 피부로 느끼며 그 바람의 신선함을 맡아 보십시오. 당신은 해안가를 따라서 축축한 모래 속을 걸으며 발자국을 남기고 있습니다. 밀려오는 파도는 당신의 발 위로 부딪히는데 처음엔 깜짝 놀랄 정도로 차갑습니다.

파도가 당신의 발목 위로 부딪혀 흘러가도록 가만히 서 있습니다. 반복되는 파도와 갈매기 울음소리를 들으면서 얼굴부터 머리카락까지 불어오는 바람을 느껴 봅니다. 신선하고 깨끗한 공기를 천천히 깊게 들이마셔 보십시오.

우리는 당신이 열에서 하나까지 거꾸로 숫자를 세면서 점차적으로 상상을 끝낼 것을 추천합니다. 각 숫자에 따라 점차적으로 당신을 둘러싼 실제적 환경, 즉 당신의 주변을 좀 더 자각하게 될 것입니다. 하나에 이르게 되면 눈을 뜨고 새롭게 환기되고 이완된 현재의 순간으로 돌아가십시오.

이미지를 통해 오로지 상상으로만 갈 수 있는 여행을 매일 떠날 수 있으며, 이를 통해서 단 몇 분 만에도 스트레스를 감소시킬 수 있습니다. 당신이 탐험할 장소를 선택하는 것은 평화와 안락감을 가져다줍니다. 근육을 이완시키고 호흡을 천천히 깊은 상태로 유지할 경우에 효과적인 시각화가 이루어진다는 것을 기억하십시오.

10
더 안전하게 느끼기

알아보기

다음의 두 가지 실수를 생각해 보십시오.

1. 숲속에 호랑이가 있다고 생각했지만 실제로는 없는 경우.
2. 숲속에 호랑이가 없다고 생각했지만 실제로는 덮칠 태세로 웅크리고 있는 경우.

대부분은 아래의 여러 가지 이유로 인해서 두 번째보다 첫 번째 실수를 더 많이 하게 됩니다.

1. 진화는 우리에게 불안한 뇌를 가져다주었습니다. 두 번째 실수를 한 번 하는 것보다 첫 번째 실수를 수천 번 하는 것이 더 낫다는 생각이 생존을 위해 유전자로 전달되고 있기 때문입니다. 첫 번째 실수의 대가는 이유 없는 공포지만 두 번째 실수의 대가는 죽음에 이를 수도 있습니다.
2. 인간의 뇌에서 보이는 이 일반적 경향은 기질적 요인(다른 사람들에 비해 선천적으로 더 불안하게 태어난 사람)과 일상생활 경험(위험한 이웃과 곁에 살았거나 트라우마를 경험하며 자란 경우)에 의해 악화됩니다.
3. 대중 매체에 많이 노출된 경우 당신의 개인적 삶은 위험하지 않음에도 불구하고 전쟁, 재난, 경제적 혼란, 다른 사람에게 일어난 끔찍한 일과 관련된 뉴스가 마음속에 흘러들어오게 됩니다.
4. 역사를 통해 반복되어 온 것처럼 정치 단체는 과장된 위협을 통해서 권력을 얻거나 유지하려고 합니다.

대부분의 사람들은 일종의 종이호랑이 편집증을 가지고 있습니다. 살아가면서 다양한 모습과 크기의 실제 호랑이를 인식하는 것은 분명히 중요합니다. 아마도 직장에서 곧 다가올 해고 통보, 낫지 않는 기침, 실망시키는 친구, 심각한 공중 보건 문제 발생 이후 '일상'으로 돌아갔을 때의 건강 위험성 등이 여기에 해당될 것입니다. 하지만 당신이 대부분의 사람들처럼 위협은 과대평가하고 내부나 주변의 자원들은 과소평가하는 양식을 주로 가지고 있다는 것을 알아차리는 것도 중요합니다.

또한, 우리 대부분은 실제로 고통을 겪는 것보다 더 안전하지 못하다고 느낍니다. 이로 인해 걱정이나 불안같이 유쾌하지 못한 느낌, 스트레스 관련 질병, 다른 사람에게 너그럽지 못하고 인내하기 어려운 것, 버릇없거나 분노하는 것이 많아지는 경향(대부분의 분노는 공포가 원천) 등의 불행한 결과물이 발생합니다. 코드 오렌지(높은 테러 공격 위험을 의미하는 미국의 경계 단계)가 지속되면 기분이 좋지 않을 것입니다.

힘들었던 시기를 떠올려 보면 알 수 있듯이, 삶에서 완벽하게 안전한 순간은 존재하지 않습니다. 우리 각각은 질병, 늙음, 죽음, 그 외에도 사소하지만, 여전히 고통스러운 다른 많은 경험에 직면하게 될 것입니다. 그리고 대부분은 사회, 직장, 가정에서 이 안전하지 못한 상황을 처리해야만 합니다. 이 말은 당신이 이 상황에 대해 지금 하고 있는 것보다 더 안전하게 느껴도 되는지를 깊이 생각해 보라는 뜻입니다. 실제로 필요한 것보다 더 삶에 대비를 하거나, 더 신중하거나, 더 조심스럽거나, 더 불안해하거나, 더 얼어붙어 있거나, 더 경직되어 있거나, 더 발끈하는지를 생각해 보십시오.

종이호랑이로부터 자신을 보호하는 것을 통해서, 진짜 호랑이가 숲속에 숨어 있다가 나타나는, 드물지만 피할 수 없는 시기를 더 잘 대비할 수 있습니다.

해보기

아래에 자신이 더 안전하다고 느끼도록 도움을 주는 몇 가지 방법이 있습니다. 잘 연습하면 주변에 있는 사람과 장소의 존재에 맞추어 점점 자라나는 내적 평온함과 자신감을 느끼게 될 것입니다.

- 당신을 아끼는 사람과 함께 있을 때의 느낌을 떠올리십시오.
- 강하다고 느꼈던 때를 떠올리십시오.
- 보호받는 환경에 있다는 것을 인식하십시오.
- 삶이 당신을 힘들게 하는 것을 다루기 위해 당신이 끌어낼 수 있는 내부와 주변의 여러 자원들을 마음속으로 나열해 보십시오.
- 길—게 숨을 내쉬면서 몇 번 호흡하십시오. 그리고 긴장을 풉니다.
- 그러는 동안 계속해서 더 안전하다고 느낄 수 있도록 스스로를 도와주십시오. 당신은 더 많은 보호, 지원, 능력이 있습니다. 당신은 덜 경계하고 덜 긴장하며 덜 두렵습니다.
- 더 안전하다고 느끼는 것이 어떤 느낌인지 더 많이 알아차리고, 그 좋은 감정이 당신에게 스며들게 해서 나중에 자연스럽게 떠올리고 다시 돌아갈 길을 찾을 수 있도록 해보십시오.

다양한 방법으로 위의 내용을 연습해 볼 수 있습니다. 제일 대표적인 것은 아침에 이를 시행해보고 필요시 추가로 여러 번 더 시도하는 것입니다. 또한 회의에서 연설하기 전, 자동차 운전 도중, 비행기를 탔을 때, 동료와 불편한 주제에 대해 상의할 때 등 특정 불안 상황에서도 시도해 볼 수 있습니다. 자신이 안전하다는 사실을 모든 방법을 통해서 더 자주 상기하게 될수록, 당신은 매일 더 안전하다고 느낄 것입니다.

| 2장 |

걱정과 불안을 마주하기

11

당신의 해석을 바꾸기

알아보기

어떤 특정한 상황이나 사건을 경험할 때, 그 상황이나 사건 자체가 당신에게 감정을 일으키는 것은 아닙니다. 만약 이 말이 의심된다면, 같은 사건에 대해서 다양한 사람들이 다양한 감정적 반응을 보인다는 사실을 생각해 보십시오. 사건 자체가 감정의 원인이 될 수는 없습니다.

스트레스 상황 동안 어떻게 해석하는지를 알아차리고, 그것들을 어떻게 바꿀 수 있을지 고려함으로써, 당신은 뇌 속에서 일어나는 감정적 반응을 주도할 수 있습니다. 당신의 해석을 바꾸기가 항상 쉽지는 않을 것입니다. 왜냐하면, 이 해석은 주로 과거의 경험과 기대를 통해 형성되었기 때문입니다. 여기에는 유용하게 사용했거나 유지하기를 원하는 감정적 반응들도 포함되어 있습니다.

하지만 뇌의 해석을 바꿀 수 있는 능력이 있다는 것을 아는 것만으로도 불안을 줄이는 데 큰 도움이 될 수 있습니다. 특정 상황에 대해 심사숙고하고 원하는 해석 방식을 찾는 과정에는 약간의 노력이 필요할 것입니다. 하지만 일단 한번 해보게 되면, 불안을 다루는 것이 다음의 간단한 세 단어를 기억하는 것만큼이나 쉬워질 것입니다(*사건 → 해석 → 감정*).

해보기

종이 위에 불안을 느끼게 하는 몇 가지 상황을 나열해 봅니다. 그 후 각각의 상황에 대해 불안한 방식으로 반응하도록 이끄는 해석이 존재하는지 알아보십시오.

다음으로, 당신이 알아낸 불안을 유발하는 해석을 대체할 수 있는 다른 해석이 있는지 생각해 보십시오. 이 작업을 잠시만 해보면, 어떻게 각기 다른 해석들이 다양한 범위의 감정적 반응을 유도할 수 있는지 알게 될 것입니다. 물론 당신은 불안을 줄이기 위해서 보다 차분하고 균형잡힌 마음 상태로 이끌어주는 해석에 집중하기를 원할 것입니다.

대체 해석을 결정하고 난 뒤에는 이를 더 완전하게 구축하기 위해서 큰 소리로 말해보는 것이 좋습니다. 이것은 당신의 해석을 바꾸는 능력을 강화시켜 줄 것입니다. 처음에는 해석을 바꾸는 과정이 어색하게 느껴질 수 있습니다. 설득력이 부족하다는 생각이 들 수도 있습니다. 하지만 시간이 지날수록 새로운 해석은 점점 강력해지고 저절로 떠오르는 경우도 많아질 것입니다.

이 과정을 의식적으로 더 자주 할수록, 새로운 해석은 당신의 습관적 반응 중 일부가 될 것입니다. 생각하는 방식을 바꾸기는 쉽지 않습니다. 하지만 자신의 해석을 알아차리고 상황을 보는 방법을 다르게 하려고 노력한다면 결국 해내게 될 것입니다.

12
걱정을 데리고 산책하기

알아보기

만약 당신이 개를 키우고 있다면, 집에 특별한 공간이 없는 한 보통은 개를 데리고 산책하는 것이 필요합니다. 물론 날씨가 춥고 눈이 올 때, 집안일에 둘러싸여 있을 때, 두통이 있을 때는 산책을 시키고 싶지 않을 수 있습니다. 심지어 별다른 이유가 없을 때도 그럴 수 있습니다. 하지만 개들에게 밖에서 똥과 오줌을 누지 못하게 하면 곧 집안에서 그 일이 벌어질 것입니다. 이런 사고는 두통이나 집안일에 별로 도움이 되지 않습니다! 심지어 개를 데리고 산책하러 나가더라도 내가 원하는 대로 잘 되지 않습니다. 때로는 주인을 끌어당기면서 앞질러 나가기도 하고, 뒤처져서 오느라 끌고 가야 할 때도 있습니다. 어떤 경우는 길바닥에서 먹으면 안 되는 것들을 먹으려고 하기도 하고, 지나가는 이웃을 보면서 짖기도 합니다.

바로 이 개가 당신의 걱정스러운 생각과 매우 비슷합니다. 때때로 원하지 않을 때도 관심을 요구하며 뜻대로 잘 다뤄지지 않습니다. 하지만 이러한 걱정이 없는 삶보다 걱정을 데리고 산책을 하는 삶이 더 낫습니다!

한가할 때보다 바쁠 때 걱정을 덜 하는 경우가 많다는 것을 아마도 알고 있을 것입니다. 만성적인 걱정은 우리가 활동할 때 더 빨리 사라지는 경향이 있는데, 왜냐하면 뇌가 집중해야 할 더 흥미로운 일이 있기 때문입니다. 단순히 자신을 바쁘게 만드는 것이 해결책이라는 이야기가 아닙니다. 안타깝게도 그것은 생각 자체를 제거하려는 것과 같습니다. 생각을 제거하는 것을 단순하고 효과적으로 할 수만 있다면 심각한 문제는 되지 않습니다. 다만, 보통은 생각을 직접적으로 제거하려고 하면 그 생각을 더욱 끈질기고 풍성하게 만들어버릴 수 있습니다.

그래서 걱정이 늘 함께합니다. 삶은 당신이 주최하는 파티이며, 한가한 수요일 오후에 걱정이 오게 할지 아니면 늦은 밤의 큰 파티에서 오게 할지 통제할 수 없습니다. 하지만 당신이 그 걱정에 대해 어떤 행동을 할 것인지는 선택할 수 있습니다. 걱정이 없다면 더 행복할까요? 물론 그렇습니다. 하지만 그런 일은 일어날 수 없습니다. 그렇다면 걱정과 단둘이 침대에 누워있는 것이 더 나을까요? 절대 아닐 것입니다!

해보기

걱정을 잘 챙겨서 가지고 다니십시오. 그리고 당신의 일에 집중하십시오. 그러면 그 걱정은 더 빨리 사라질지도 모릅니다. 만약 그래도 사라지지 않는다면, 그저 당신의 삶에 집중하면서 그 걱정이 지나갈 때까지 기다리십시오. 간단한 일입니다.

사람들은 걱정이 생기면 그것이 없어져야 일을 더 잘할 수 있을 거라고 생각하면서, 어떤 종류의 활동에도 참석하지 않으려고 합니다. 또한, 다른 사람들이 자신의 고통을 알아차리고 그로 인해 괴로워할 것이라는 걱정 때문에 자신을 다른 사람들로부터 고립시키려고 하는 경우도 많습니다.

위 두 가지 생각은 걱정을 다루는 것에 대한 우리의 직관적인 본능이 실제로 도움이 되는 것과는 반대되는 경향이 있다는 것을 보여주는 예시입니다. 본능은 종종 우리가 경험하고 있는 그 걱정스러운 생각을 먼저 제거하고 그 후에 밖으로 나가서 활동해야 한다고 말합니다.

하지만 실제로는 그 반대입니다. 주변 세상에 참여하는 것은 당신의 에너지와 관심을 머릿속이 아니라 바깥으로 향하게 합니다. 게다가 외부와 소통할 때는 실제로 일이 일어나고 있는 현실의 규칙에 더 몰두하게 됩니다. 반대로 머릿속에 있을 때는 어떤 것이든 상상할 수 있습니다. 이것이 바로 현실에서 일어나는 실제 상황보다 미래에 대한 걱정이 더 나쁘게 되는 이유입니다. 머릿속에는 아무 규칙도 없기 때문에 어떤 것도 가능해 보일 수 있습니다!

13
생각 바꾸기

알아보기

연구에 따르면 무작정 어떤 생각을 지우거나 무시하려고 하는 것은 효과적인 방법이 아닙니다. 예를 들어 당신이 분홍색 코끼리를 생각하지 말라는 말을 들으면, 하루 종일 분홍색 코끼리를 한 번도 생각하지 않았음에도 불구하고, 당연히 분홍색 코끼리의 이미지가 떠오르게 됩니다. 그리고 분홍색 코끼리를 생각하지 않으려고 노력할수록, 더 많이 생각하게 될 것입니다. 만약 당신이 강박적인 경향이 있는 사람이라면, 아마도 이러한 패턴에 이미 익숙할 것입니다. 무엇인가를 생각하지 말아야 한다고 계속해서 되새김으로써 그 생각을 지우려는 행위는 오히려 계속 그것에 대해 생각하게 만들어서 뇌의 저장 회로를 활성화시키고 그 생각을 더 강력하게 만듭니다.

스스로에게 "멈춰!"라고 구체적으로 말함으로써 생각을 중단시키는데 성공할 수 있습니다. 이 기법을 *생각중단*이라고 합니다. 하지만 다음 단계가 더 중요합니다. 당신이 멈추었던 그 생각을 다른 생각으로 바꿀 수 있다면, 처음에 했던 생각을 마음속에서 내보낼 수 있는 가능성이 더 높아집니다.

해보기

당신은 정원에서 일하고 있으며 언제든지 뱀과 마주칠 수 있다는 걱정을 계속하는 상황이라고 가정해 봅시다. 자신에게 "멈춰!"라고 말한 다음에 다른 생각, 즉 라디오에서 나오는 노래, 정원에 심으려고 하는 꽃의 이름, 사랑하는 사람의 생일 선물 등과 같이 매혹적이고 이상적이며 즐거운 생각을 시작해 봅니다. 불안을 유발하는 생각을, 마음을 사로잡을 만한 다른 것으로 바꿈으로써, 그 생각으로 돌아가지 않을 가능성이 높아지게 됩니다.

그러므로 *생각을 지우려고 하지 말고 바꾸십시오!* 이는 불안을 유발하는 생각을 다루는 최선의 방법입니다. *다스릴 수 없는* 무엇인가를 생각하고 있다는 것을 알아차리게 된다면 다른 대처 생각으로 바꾸도록 집중해봅시다. 물론 *쉽지는 않겠지만 잘 해낼 수 있을 것입니다.* 이런 대처 생각을 반복하면서 뇌가 적응적이며 유연하게 생각할 수 있고, 미래의 불안으로부터 당신을 보호할 회로를 활성화할 수 있음을 배우십시오. 약간의 연습이 필요하겠지만 당신의 새로운 생각은 결국 습관화될 것입니다.

14
걱정 약속 만들기

알아보기

걱정 약속은 당신이 걱정에만 집중할 수 있도록 따로 정해 놓은 시간입니다. 이는 우리의 일상적인 본능에 반하는 것이기 때문에 이상하게 보일 수 있습니다. 하지만 종종 불로 불을 잡는 경우가 있습니다. 불로 불을 잡는다는 말은 단순히 비유적인 표현이 아닙니다. 산불을 통제할 때 주로 사용되는 기법이며, 산불이 퍼지는 데에 연료가 될 수 있는 가연성 물질을 의도적으로 모두 미리 태워버리는 행위입니다. 이미 다 타버린 지점에 산불이 도착하면, 더 이상 태울 연료가 없기 때문에 기세가 약해지게 됩니다.

저항은 만성적으로 걱정을 번지게 하는 연료입니다. 자신의 걱정을 바라보는 것이 기괴하고, 반갑지 않은 행위로 느껴지겠지만, 이것은 꽤 효과가 있습니다. 걱정 약속의 가장 즉각적인 장점은 걱정을 미뤄둘 수 있다는 것입니다. 많은 사람들이 이 기법을 통해 하루의 많은 부분을 상대적으로 걱정 없이 지낼 수 있다는 것을 깨닫습니다. 하지만 이것은 필요한 만큼의 걱정하는 시간을 실제로 가졌을 때만 효과가 있습니다. 만약, 당신이 실제로는 걱정하는 시간을 가지지 않을 것을 알면서도 걱정을 미루려고 노력한다면, 이 행위는 효과가 없을 것입니다. 그러니 자신을 속이려고 하지 마십시오!

걱정을 미룰 수 있다는 것은 걱정 약속을 하고 이를 유지하는 것을 정당화하기에 충분한 이유가 될 것입니다. 하지만 그게 다가 아닙니다! 시간이 지날수록 걱정 약속은 걱정에 대한 우리의 자동적인 반응을 바꾸고, 걱정하는 내용을 덜 심각하게 받아들이는 데 도움이 되어줄 것입니다. 지금 한번 시도해보면 어떨까요?

해보기

당신은 약 10분 정도의 걱정 약속 동안 순수한 걱정 그 자체에 몰입해야 합니다. 당신의 관심을 모두 걱정에만 집중하십시오. 운전, 샤워, 음식물 섭취, 청소, 문자 메시지 보내기, 음악 감상, 기차 타기 등의 다른 행동은 일절 하지 않아야 합니다. 10분 동안 온전히 순수한 걱정에 빠져드십시오.

걱정이 부족하지 않도록 미리 걱정 목록을 만들어 두는 것도 좋습니다. 기억해야 할 것은 걱정하는 시간 동안에는 문제를 해결하려고 하거나, 스스로를 위로하거나, 문제를 최소화하거나, 긴장을 풀거나, 마음을 비우거나, 이성적으로 판단하려고 하는 등의 걱정을 멈추려는 그 어떤 행위도 하지 말아야 한다는 것입니다. 무서운 가능성에 대한 수많은 '만약에…' 질문을 계속해서 암송하면서 그저 걱정만 하면 됩니다.

걱정 약속은 미리 잡는 것이 좋습니다. 전화나 초인종에 응답하거나, 다른 사람과 이야기하거나, 애완동물 또는 아이를 돌보는 등의 일을 할 필요가 없는 혼자만의 시간을 선택해야 합니다. 처음에는 걱정 약속이 이상하고 어색해 보일 수 있습니다. 하지만 이 책을 읽고 있다면 당신은 이미 걱정을 해본 경험이 많이 있을 것입니다. 당신의 이익을 위해 그 경험을 사용할 수 있는 기회가 바로 여기 있습니다!

한 걸음 더

한 가지 방법을 더 소개해보자면, 거울 앞에서 큰 소리로 걱정해보는 것입니다. 이상한 제안처럼 들리겠지만 한 번 해보십시오. 중요합니다! 이런 방법으로 걱정하는 것의 장점은 스스로 당신의 걱정에 대한 좋은 관찰자가 되어볼 수 있다는 것입니다.

대부분의 걱정은 일상 속에서 여러 가지 일을 하면서 무의식적으로 일어납니다. 우리는 운전하면서, 화상통화를 하면서, 샤워하면서, 음식물을 섭취하면서, 텔레비전을 보면서, 고도의 집중력을 요구하지 않는 여러 일상생활을 하면서 걱정을 합니다. 걱정에 대해 완전히 집중하는 일이 거의 없기 때문에, 끝없이 지속되기 쉽습니다. 걱정은 무의식적 생각의 형태로 다가오기 때문에 더욱 강렬한 영향을 미치게 됩니다. 우리 모두는 *그것이 나의 생각이라면, 거기에는 틀림없이 무엇인가가 있을 것이라고* 생각하는 경향이 있습니다. 하지만, 우리는 온갖 종류의 말도 안 되는 생각을 할 수 있으며, 그것은 종종 단순한 불안 증상일 뿐 그 이상은 아닌 경우가 많습니다.

큰소리로 걱정을 해보면 단순히 걱정을 말하는 것이 아니라 그 걱정을 듣게 됩니다. 거울 앞에서 걱정을 하면 걱정하고 있는 자신의 모습을 보게 됩니다. 당신은 마음 뒤에 숨어서 그저 걱정만 하고 있는 것이 아닙니다. 걱정하면서 스스로를 듣고 지켜보고 있는 것입니다. 이제 걱정은 더 이상 무의식적으로 일어나는 것이 아니며, 아마도 그것에 대해 더 나은 관점을 가질 수 있게 될 것입니다. 걱정 약속은 여러 가지 일을 동시에 처리해야 하는 일상에서 걱정만 할 수 있는 단일활동으로 넘어가는 아주 공들여진 구조화된 작업입니다. 이 시간 동안에는 오로지 걱정만 하고 최대한 그 순간을 자각하고 가능한 모든 집중을 해야 합니다.

15

불안 채널을 돌리기

알아보기

불안함을 만들어내는 쪽으로 뇌를 사용하는 경향이 강한 사람들이 있습니다. 이 사람들은 끔찍한 사건을 상상하거나 부정적인 시나리오를 생각해 내는 데에 타고난 재주가 있습니다. 때로는 높은 수준의 창의력과 상상력을 가진 사람들이 이러한 이유로 불안에 더 취약하게 됩니다. 그들이 자신의 삶에 대해 생각하고 사건에 대해 상상하는 방식은 자주 뇌의 관심을 끌고 반응을 유발합니다. 최악의 상황을 상상하는 사람들이

전형적인 예입니다.

만약 당신이 이런 경우에 속한다면, 자신의 뇌를 케이블 텔레비전이라고 생각하십시오. 당신은 수백 개의 채널을 갖고 있음에도 불구하고 불안 채널에 집착하고 있습니다. 불행히도 그것이 가장 좋아하는 채널인 것으로 보입니다. 당신은 자신도 모르게 불안을 유발할 가능성이 있는 생각과 이미지에 집중하고 있을 수 있습니다. 아니면 거기에 집중하고 있는 것을 알면서도 그 생각과 싸우고 있을지도 모릅니다. 마치 텔레비전에 출연한 정치 평론가와 동의하지 않는 주제를 가지고 논쟁하는 것처럼 말입니다. 사실 당신도 자신의 생각과 싸우는 데에 시간을 많이 쓰는 것을 원하지 않습니다. 왜냐하면, 그 자체가 생각에 집중하게 만들고 생각 회로의 바탕이 되기 때문입니다.

해보기

생각의 채널을 바꾸는 데에는 여러 가지 방법이 있습니다. 그중 한 가지는 당신의 관심을 완전히 다른 곳으로 돌리는 것을 통해서 *생각을 분산시키는 것입니다.* 이는 불안을 다루는 데에 매우 효과적인 방법이 될 수 있습니다. 예를 들어, 봉쇄 조치 이후 다시 사업을 시작할 때의 스트레스를 생각하는 대신 다른 주제로 생각의 채널을 바꿔보십시오. 누군가와 대화를 나누거나, 주중의 식사 메뉴를 생각해 내거나, 아이들이나 애완동물과 함께 노는 것에 집중해보십시오. 다른 활동이나 생각에 스스로 주의를 돌려보는 것은 생각의 채널을 바꾸는 가장 간단한 방법 중 하나입니다.

생각을 분산시키는 좋은 방법 중 또 다른 하나는 바로 노는 것입니다. 불안감을 느끼는 많은 사람들은 고통스러운 심각함에 붙잡혀 있어서 긴장을 이완시키거나 단순히 노는 것에 어려움을 겪습니다. 이런 사람들에게는 유머 감각을 기르는 것이 필수적입니다. 놀고 즐기기 위해서 불안이 사라질 때까지 기다릴 필요는 없습니다. 안도감을 찾기 위해 노십시오. 게임을 하거나, 시답지 않은 농담을 주고받거나, 유치한 짓에 빠지는 것이 최고의 생각 분산 방법입니다. 유머는 삶의 어려움에 대처하는 데에 필수적인 요소입니다.

불안 채널을 돌리기 위해 생각 분산시키기를 이용하는 것은 주어진 상황에서 불안을 즉각적으로 감소시킬 수 있습니다. 불안을 유발하는 생각에 집중하고 있다는 것을 알아차렸을 때, 당신의 관심을 다른 주제로 돌리기 위해 계속 노력하는 것을 통해서 불안 회로가 아닌 다른 새로운 회로의 활동이 더 많이 늘어날 것입니다. 가장 많이 사용하는 회로가 가장 강력해지고, 잘 사용하지 않는 회로는 약해지고 덜 활성화됩니다. 그러므로 잠시 불안을 줄이고 마는 것이 아닙니다. 뇌 회로가 재구성되는 것입니다.

16

걱정을 나열해 보기

알아보기

만약 당신이 강도와 같은 범죄의 피해자가 된다면 다음의 과정을 경험하게 됩니다. 경찰에게 신고하고, 경찰은 그 강도의 몽타주를 그리기 위해 인상착의를 알려 달라고 할 것입니다. 이것은 경찰이 범죄자를 체포하는 데에 도움이 될 것입니다. 물론 강도를 당한 일을 묘사하는 것은 즐거운 경험은 아니지만 그럴 만한 가치가 있는 일입니다. 아래의 연습을 통해 당신의 걱정을 그려보는 것은 걱정과의 관계를 더 좋게 바꾸는 첫걸음이 될 수 있습니다. 해볼 만하지 않을까요?

해보기

최근에는 어떤 걱정이 당신을 괴롭혔습니까? 휴대폰에 몇 가지를 메모해 보거나 좀 더 구식의 방법으로 펜을 가지고 종이에 써보십시오. 다음으로 당신이 쓴 걱정을 살펴보고 다음의 두 가지 질문에 대답해봅니다.

1. 지금 당신 주변의 외부 세상에 실제로 어떤 문제가 있습니까?
2. 1번의 답이 '예'라면, 지금 그것을 바꾸기 위해 할 수 있는 것이 있습니까?

위 두 가지 질문에 대한 답이 모두 '예'라면, 당장 이 책은 덮어두고 그 문제를 바꾸기 위한 무엇인가를 하러 가야 합니다. 당신이 살고 있는 물리적 세상에 지금 중대한 문제가 있는 것이고, 그것을 바꾸기 위해서 무엇인가 할 수 있다면, 계속 그렇게 해야 합니다!

반면에 두 질문에 대한 답이 모두 '아니요'라면(또는 1번 문제의 답은 '예'이나, 2번 문제의 답은 '아니요'인 경우), 만성적인 걱정을 하고 있는 것입니다. 당신은 긴장하고 있으며, 걱정스러운 생각도 긴장에 의한 증상일 뿐입니다. 어쩌면 위 질문에 대한 당신의 답은 '예'나 '아니요'가 아니라 다음과 같은 생각들일 수 있습니다.

- 그 일이 지금 일어난 것은 아니지만, 곧 시작되면 어떻게 하지?
- 경계하거나 조심하지 않는다면, 나쁜 일이 일어날지도 몰라.

- 그 일이 일어나지 않기를 바라지만, 확신할 수는 없어.
- 그 일은 아마 일어나지 않겠지만, 만약 일어난다면 너무 끔찍할 거야…
- 그런 일이 일어날 수도 있지 않을까? 그래도 그렇지 않았으면 좋겠어!
- 내가 그 일에 대해서 걱정하지 않는다면, 아마 그것은 일어나게 될 거야.

이와 같은 생각들은 특히 다루기가 까다롭습니다. 어떤 무서운 일이 일어날 가능성이 없다고 자신을 설득할 때 이런 생각을 할 가능성이 높습니다. 미래에 어떤 특정 사건이 일어나지 않을 것을 증명하는 것과 같이 부정적인 내용에 대한 증명은 매우 어려운 일입니다. 이것은 지는 게임이며, 걱정을 줄이기보다 더 많이 하도록 만듭니다.

17
반대로 해보기

알아보기

위험에 처하면 어떻게 행동하십니까. 싸우기, 도망치기, 얼어붙기? 우리는 상대가 나보다 약해 보이면 싸우고, 나보다 느려 보이면 도망치고, 나보다 강하고 빨라 보이면 부디 나를 못 보기를 바라면서 꼼짝하지 않고 얼어붙습니다. 그게 위험에 처했을 때 우리가 할 수 있는 전부입니다.

의심, 걱정, 불안에 휩싸일 때, 뇌는 이를 위험으로 여깁니다. 원치 않는 오랜 걱정에 어떻게 대처할지에 대한 우리의 직감은 대부분 잘못되어 있습니다. 우리는 걱정과 싸우거나 도망칠 수 없고, 그렇다고 제자리에 얼어붙어서 걱정이 비껴가기 만을 바랄 수도 없습니다. 사실 직감과 반대로 하는 편이 더 낫습니다.

싸우기, 도망치기, 얼어붙기는 모두 걱정과 반대되는 행동입니다. 우리는 걱정을 멈추거나 스스로를 산만하게 만들기 위해서 싸우고, 친구나 인터넷에서 반복적으로 위안을 얻는 것을 통해 걱정으로부터 도망치고, 약물이나 술을 남용해서 걱정 앞에서 얼어붙으려고 합니다. 걱정과 불안감은 실존하는 위험이 아닙니다. 오히려 오래되고 일상적인 불편함에 가깝습니다. 그렇다면 이 불편함을 어떻게 다루시겠습니까? 침착하게 지나가기를 기다리는 것이 더 좋은 방법일 수 있습니다. 구체적으로 다음 내용을 살펴봅시다.

해보기

불편함에 대처하는 좋은 방법은 위험에 대처하는 것과 반대입니다. 그러니까 너무 애쓰지 마십시오. 그저 주위에서 당신을 돕도록 허용하고, 하던 일을 계속하면 됩니다.

걱정을 당장 멈추거나 피해야 할 위험으로 대하는 것은 180도 어긋난 나침반을 가지고 길을 찾는 것과 같은 상황입니다. 마치 남쪽을 보면서 북쪽이라고 가리키는 셈입니다. 당신의 나침반이 180도 어긋났다고 하더라도, 반대 방향으로 가야 한다는 것을 제대로 기억하기만 하면 집을 찾는 데는 문제가 없습니다. 걱정에 대한 당신의 직감은 아마도 문제를 심각하게 받아들여서, 반대하고 피하게 할 것입니다. 하지만 우리는 걱정에 대한 불편함과 의심을 다른 방식으로 처리해야 합니다.

이런 방식은 우리에게 발생한 의심과 불확실성을 인식할 수 있게 해주고, 다가올 위험에 대해 뇌가 지나치게 경계하는 것을 알아차리도록 합니다. 또한, 뇌에서 떠오르는 내적인 생각과 외부 세상에서 일어나는 사건을 구별할 수 있도록 도와줍니다. 외부 세상에서 어떤 일이 일어나고 있는지 또는 일어날지에 대한 우리의 생각이 항상 맞는 것은 아니며, 스스로 자신의 생각을 통제할 수도 없습니다. 이러한 부분을 받아들인다면 현실에서 더욱 편안하게 살 수 있습니다.

18

걱정을 세어보기

알아보기

많은 사람들은 걱정에서 벗어나기 위해 생각을 분산시키려고 매우 열심히 노력합니다. 만약 이러한 시도가 성공적이었다면, 당신은 이 책을 펼치지 않았을 것입니다. 벌써 유쾌한 생각을 하면서, 원치 않는 걱정을 멀찌감치 던져버렸을 것입니다. 불행히도 걱정은 이런 식으로 작동하지 않습니다. 마치 청개구리와 같습니다. 마음에 떠오르는 생각을 떨쳐버리려고 할수록, 생각은 당신에게 더욱 끈질기게 달라붙을 것입니다.

주의를 다른 곳으로 돌리려는 노력이 무의미하다는 뜻은 아닙니다. 그것은 유용한 단서일 수 있습니다. 다음 상황을 생각해 봅시다. 만약 당신이 문제가 아닌 다른 곳으로 주의를 돌리려고 한다면, 그것은 어떤 의미를 가집니까? 잠시 생각해 봅시다. 우리는 주로 어떤 문제를 두고 주의를 돌리려고 합니까?

은행에 줄을 서 있다고 가정해 봅시다. 갑자기 강도가 들어왔고 총소리가 들립니다. 이 상황에서 당신은 자신의 주의를 다른 곳으로 돌리려고 통장을 꺼내 잔고를 보고 있을 수 있습니까? 아마도 그렇지 않을 것입니다. 당신은 엎드리거나 숨을 곳을 찾느라 정신이 없을 것입니다. 주의를 분산시킬 것이 아니라 위험에서 스스로를 보호해야 하기 때문입니다.

우리는 현실에서 당장 위험에 처하지 않았음에도 불구하고 불쾌하고 걱정스러운 생각에서 주의를 돌리려고 애를 씁니다. 아직 일이 벌어지지 않았기 때문에 실제 위험에 대한 자동적인 자기 보호 반응보다는 생각의 홍수가 일어나게 되는 것입니다.

해보기

휴대하기 편한 사탕 한 통을 준비합니다. 한 통에 몇 개가 들어있는지 알아야 합니다. 주머니, 지갑, 서류 가방에 항상 가지고 다니십시오.

'만약에…'라는 생각이 떠오를 때마다, 통에서 사탕을 하나씩 꺼냅니다. 먹을 수도 있고, 쓰레기통에 버릴 수도 있습니다. 어떻게 하든지 상관은 없지만, 통에서 하나를 꺼내고 뚜껑을 닫습니다.

이런 식으로 '만약에…' 생각을 일주일 동안 몇 번이나 하는지 셀 수 있습니다. 사탕 통이 번거롭다면 계수기를 이용할 수도 있습니다. 사탕이나 계수기를 이용해서 '만약에…' 생각을 세어보는 것은, 늘 해오던 생각의 흐름을 잠시 중단시킬 수 있기 때문에 더 효과적입니다. 이런 모니터링을 하는 것에 대해 스스로 의식할 수도 있겠지만, 아무도 눈치채지 못할 것입니다. 당신은 단지 사탕을 먹고 있는 사람일 뿐입니다!

시작하기 전에 한 가지만 더 생각해 봅시다. 걱정을 세기 시작하면, '만약에…' 생각이 예상보다 많이 떠올라서 당신의 발목을 잡는다는 생각에 기분이 상할 수도 있습니다. 이런 생각이 얼마나 자주 떠오르는지 깨닫게 되면서 그 생각에 압도되기도 합니다. 차라리 처음부터 그것에 주목하지 않았다면 좋았을 거라고 느낄 수도 있습니다.

속지 마십시오. 이것은 좋은 소식입니다. 왜냐하면, 당신은 이미 이 책을 읽기 전부터 이런 생각을 해 왔기 때문입니다. 단지 지금은 그것을 알아차리고, 2주 정도 계속해서 걱정 세기를 모니터링하고 있다는 것만 다를 뿐입니다. 당신은 걱정의 악순환에 빠지지 않도록 '만약에…' 생각을 수동적으로 관찰하는 습관을 만들고 있는 것입니다.

주의를 돌리려는 충동을 알아차리는 것은 강력한 리마인드가 될 수 있습니다. 코앞에 위험이 닥치지 않았기 때문에 주의를 돌리려고 하는 것입니다. 누군가 진짜 총을 당신에게 겨눈다면, 주의를 돌린다는 것은 상상도 할 수 없을 것입니다.

19
걱정을 유머로 바꾸기

알아보기

걱정은 직관적이지 않습니다. 없애려고 할수록 점점 더 들러붙습니다. 걱정을 없애려고 하는 대신, 그것에 대해서 잘 들어보고 받아들여서 더 나아지도록 목표를 설정해보십시오. 걱정은 그저 생각이자 마음속의 움직임일 뿐입니다. 똑똑한 생각, 멍청한 생각, 유쾌한 생각, 화나는 생각, 겁나는 생각 등 그 어떤 것도 괜찮습니다. 우리가 가진 생각의 선택지는 그리 넓지 않습니다. 우리는 모두 많은 생각 속에서 살아갑니다. 그리고 대부분은 과장되거나 오해의 소지가 있습니다.

오랫동안 걱정을 안고 사는 사람들은 주기를 탑니다. 걱정이 많을 때는 '나쁜 시기'로 여기며, 걱정을 없애려고 애씁니다. 걱정이 줄어들었다 싶을 때는 좋은 시기로 여기고, 걱정이 생기는 것을 막으려고 합니다. 걱정을 관리하기 위해서 생각을 조정하려고 늘 노력합니다. 하지만 이런 노력은 원래 의도와는 다른 결과를 가져오곤 합니다.

도대체 어떻게 해야 할까요? 당신이 '나쁜 시기'를 끝내려고 애쓸 때, 걱정은 길어지고 강해집니다. 당신이 좋은 시기에 머무르려고 하면 그것은 손가락 사이로 빠져나가 버립니다. 답답하지 않습니까?

잠시 중요한 글귀를 떠올려 봅시다. '*열심히 할수록 더 나빠진다.*' 여기에 적용해보면 어떻게 될까요? 걱정하는 생각을 확인하고, 마음속에 간직해봅시다. 이는 걱정을 마음에서 덜어내고자 하는 것과 정반대의 일입니다. 의도적으로 생각을 손에 쥔 채, 그것을 가지고 놀면서 반복하고, 잊지 않으려고 노력해 보십시오. 주기적으로 생각을 되풀이하기 위해서 3분마다 스스로를 확인할 수도 있습니다. 왜 이렇게 해야 할까요? *열심히 할수록 더 나빠진다*는 말이 사실이라면, 아마도 평소와 반대로 해야 좋은 결과를 얻을 수 있을 것입니다!

해보기

그저 걱정을 생각하고, 받아들이고, 부풀려봅시다. "맞습니다, 그리고…"로 시작하는 즉흥극 훈련 연습이 있습니다. 이 연습에서는 상대방이 뭐라고 말을 하든지, 일단 수용해야 합니다. 그리고 다른 말을 추가합니다. 이때 주의할 점은, 상대방의 말에 대해 반박하거나 부정하지 않는 것입니다. 단지 받아들이고, 말을 덧붙입니다.

이러한 규칙은 무대에서 통하고, 당신의 마음에서도 통할 것입니다. 아래의 예를 살펴봅시다.

- *만약 내가 슈퍼마켓에서 너무 흥분해서 사람들이 나를 제지해야만 한다면?*
  - 맞습니다, 그리고 계산대 직원이 나를 보호시설로 데려가기 전에 시내를 행진하도록 하겠지요. 나는 모든 사람이 지켜보는 저녁 뉴스에 등장할 것입니다.
- *만약 내가 화상회의 중에 너무 예민해져서 다른 사람이 눈치챌 정도로 손을 떤다면?*
  - 맞습니다, 그리고 나는 뜨거운 커피를 컴퓨터에 엎지른 채 2도 화상을 입을 것입니다. 내 컴퓨터가 망가질 것은 말할 것도 없고, 아마도 결국 해고당할 것입니다.
- *만약 나에게 심각한 병이 생기면?*
  - 맞습니다, 그리고 지금 병원에 전화해서 예약하는 게 좋을 것 같습니다. 아예 장례식장에도 한꺼번에 예약하는 편이 나을 것입니다.

"맞습니다, 그리고…" 연습의 요점은 걱정을 없애려는 것이 아닙니다. 걱정을 더 받아들여서, 당신에게 덜 중요하게 만드는 것입니다. 그저 생각이자 마음속의 움직임일 뿐인 걱정을 잘 듣고, 수용하는 것을 통해서 더 나아질 수 있습니다.

20
걱정 실험

알아보기

자동 생각은 마치 당신의 삶에 동반된 끝없는 사운드트랙과 같습니다. 적절하다가 때로는 부적절하고, 유쾌하다가 때로는 불쾌하며, 정확하다가 때로는 그렇지 않은 경우도 있습니다. 게다가 끌 수 있는 스위치도, 볼륨 조절기도 없습니다. 물고기가 물 안에서 살아가듯, 우리는 우리의 생각 안에서 살아갑니다.

우리는 모두 자신의 생각을 고를 수 없습니다. 하지만 생각에 어떻게 반응할지, 그리고 자신의 시간으로 무엇을 할 것인지는 선택할 수 있습니다. 하고 싶은 것을 하기 위해서, 우리가 원하는 방식으로 생각을 억지로 짜 맞출 필요는 없습니다.

사람들이 좋은 생각에 머물고 나쁜 생각에서 벗어나고자 할 때, 그것이 어디서 이루어집니까? 바로 머릿속입니다. 우리는 생각 속에 머물면서, 삶에서 생기는 여러 가지 일들을 놓치며 살아갑니다. 생생한 삶이 일어나는 바깥으로 나가 햇볕을 쬐기보다는, 안에 있는 가구들을 만지작거리며 다시 배치하려고 노력할 때가 많습니다. 걱정 때문에 삶에서 뭔가를 놓치고 있다는 생각이 든다면, 당신에게 중요한 것이나 주위의 사람, 장소 혹은 물건에 전념하면서 그저 생각이 당신의 머릿속에 떠올랐다가 지나가도록 두십시오.

해보기

1단계. 최근까지 당신을 괴롭히던 전형적인 걱정 중 하나를 가장 강력하게 표현해서, 적당한 길이의 문장을 만들어 봅니다. 첫 마디가 '만약에…'로 시작할 수도 있겠습니다. 당신이 두려워하는 끔찍한 사건뿐만 아니라 그것의 장기적인 결과, 노년에 그 사건을 기억하면서 느끼게 될 불안 등도 함께 포함해 보십시오. 아래에 두 가지 예가 있습니다.

1. 제정신을 잃는 것을 걱정하는 사람
   - *만약에 내가 미치면 어떻게 하지?* (X)
   - *만약에 내가 미쳐서 보호시설에 들어가면 어떻게 하지?* (△)
   - *만약에 내가 미쳐서 보호시설에 들어가서, 오랫동안 비참하*

고 무의미한 삶을 산다면 어떻게 하지? (O)

2. 사람들 앞에서 웃음거리가 되는 것을 걱정하는 사람
   - *전화 회의 중에 너무 긴장되면 어떻게 하지?* (X)
   - *전화 회의 중에 너무 긴장되어서 땀이 나고 떨리면 어떻게 하지?* (△)
   - *전화 회의 중에 너무 긴장되어서 땀이 나고 떨리는 바람에, 실수로 바지에 오줌을 싸고, 이후에 모든 사람이 나를 피하면 어떻게 하지?* (O)

2단계. 종이에 1에서 25까지 씁니다.
3단계. 거울 앞에 앉거나 서서 자신을 바라봅니다. 걱정을 큰 소리로 천천히 25번 말합니다. 말할 때마다 종이에 적힌 숫자에 X표를 칩니다.

머릿속에서 몇 번이나 말했는지 헤아리지는 마십시오. 숫자를 세는 데 집중하지 말고, 실제 걱정을 크게 말하는 것에 집중합니다. 어서 해보십시오. 남이 우연히 들을 염려가 없도록 방해받지 않을 시간과 장소를 정하십시오. 그러면 말하는 것에 집중할 수 있습니다. 바보같이 느껴질 수 있겠지만 한번 시도해보십시오. 이 내용을 그냥 지나치지 마십시오!

다 했습니까? 첫 번째와 비교하면, 마지막으로 말했을 때의 감정은 어땠습니까? 어느 편이 더 성가시고 괴로웠습니까?

이 연습은 유쾌한 경험이 아닐 수 있지만, 일시적인 고통을 감수할 만한 가치가 있습니다. 이것은 걱정이 어떻게 작동하는지 더욱 잘 이해하고, 걱정에 대응하는 다른 방법을 개발하는 데 매우 도움이 될 것입니다.

21
걱정 대신 계획 세우기

알아보기

걱정은 가장 빠져들기 쉬운 인지과정 중의 하나입니다. 걱정이 많은 사람들은 문제나 염려, 책임에 대해 생각하는 것을 유용하다고 느끼고, 잠재적인 어려움을 예상하는데 시간을 투자합니다. 하지만 지속적으로 염려에 집중하는 것은 저절로 반복되면서, 위험이 없는데도 싸우고, 도망치고, 얼어버리는 반응을 유발합니다. 이것이 과연 도움이 되겠습니까?

앞서 논의한 것처럼, 걱정에 빠지는 것은 쉽습니다. 한번 빠지면 부정적인 일을 연이어 상상하고, 가능한 대응책들을 끊임없이 생각하게 됩니다. 당신은 아직 *준비할* 필요도 없는데, 상상 속에서 일어난 일에 대해 어떻게 대처할지 걱정을 하면서 시간을 낭비하고 있을지도 모릅니다. 그 일이 결코 일어나지 않을 수도 있는데 말입니다.

해보기

걱정에 푹 빠지거나 곱씹는 대신, 당신이 걱정하는 일이 실제로 일어났을 때를 대비해서 계획을 세워 보십시오.

1. 모든 경우의 가능한 상황을 적습니다.
2. 다른 생각으로 넘어가기 전에 가능한 해결책을 생각해 내십시오.
3. 실제로 상황이 발생하면 생각해둔 계획을 가져다 쓸 수 있습니다. 그동안은 그것에 대해 계속 생각할 필요가 없습니다.

다음 사례를 살펴봅시다. 앤의 아들 조이의 생일이 다가오고 있었습니다. 앤은 숙모님이 온라인으로 진행될 생일파티에 참석한다고 들었습니다. 최근 숙모님과 다툰 일이 기억나서, 혹시라도 생일날 또다시 말다툼이 생길까 봐 걱정되었습니다. 숙모님이 제기할 만한 여러 가지 비난들에 대해 어떻게 대응할지 생각하면서, 잠재적인 갈등에 관한 생각에 푹 빠져버렸습니다. 앤은 온라인 파티를 시작하기도 전에, 숙모님이 다른 사람들에게 그녀에 대해 어떻게 이야기할지 걱정하게 되었습니다. 그리고는 그 자리에 있을 다른 사람들에게 어떻게 말해야 할지도 생각하기 시작했습니다.

다행히 앤은 전에도 이런 일을 겪었고, 걱정이 실제보다 더 많은 불안을 낳는다는 것을 깨닫고 있었습니다. 그녀는 자신의 걱정하는 성향이 실제로는 일어나지 않을 일을 미리 상상하게 만든다는 것을 알아차렸습니다. 그녀는 스스로에게 말했습니다. *"멈춰! 내 계획은 온라인 파티를 준비하는 거야. 숙모님과의 일은 필요하다면 그 이후에 생각하자."* 생일날이 되어 온라인 파티가 시작되자, 숙모님은 어린 조이에게만 집중했고, 주로 자신의 아이들에 관한 이야기를 했습니다. 결국, 앤은 스스로 걱정하는 성향을 알아차리고, 이것을 중단하기로 하고 계획을 세우기로 한 결심을 통해 불필요한 불안을 많이 덜게 되었습니다.

| 3장 |

고급 이완 기술

22
마음챙김의 시작

알아보기

불안은 당신의 마음을 빼앗거나, 의식적인 알아차림을 지배하고, 삶을 독차지할 수도 있습니다. 만약 당신의 뇌가 불안에 마음을 사로잡히지 않고, 멀찌감치 서서 불안을 바라볼 수 있다면 어떻겠습니까? 뇌를 이용하여 불안에서 벗어날 수 있다면 어떻겠습니까? 마음챙김은 뇌를 기반으로 하는 기법입니다.

마음챙김은 수천 년 동안 다양한 문화를 통해서 전해져 왔습니다. 이 책의 앞부분에서 연습했던 정좌 명상도 이와 관련이 있습니다. 마음챙김이란 당신이 가진 모든 것이 현재의 순간이라는 것을 이해하고, 그 순간을 살아가고 관찰하는 새로운 방법을 연습하는 것입니다. 당신이 경험하는 모든 것을 허용하고, 받아들이고, 충분히 알아차리는 데 초점을 맞춰야 합니다. 간단하게 들리겠지만, 연습이 필요합니다. 이 연습을 당신의 삶 속에서 엮어 나가야 합니다. 당신의 일상 경험들을 마음챙김의 기회로 삼아보십시오. 아침을 먹거나, 마당에서 소리를 듣거나, 걷기에 주의를 기울이거나, 심호흡에 집중하면서 마음챙김을 할 수 있습니다.

마음챙김을 하면서 중립적인 일상 경험에 주의를 기울이는 것을 익혔다면, 불안으로 주의를 돌려보십시오. 연습을 통해서 몸을 이완하고, 뇌를 훈련할 수 있습니다. 무슨 일이 일어나는지에 대해 열린 마음과 판단하지 않는 태도를 가져봅니다. 불안에 붙잡혀 허우적거리며 여러 신체 증상을 경험할 것이 아니라, 멀찌감치 떨어져 평화롭게 불안을 관찰해보십시오.

해보기

다음번에 불안해지면, 조용한 장소를 찾아서 마음챙김을 연습해 보십시오. 몸의 경험에만 집중하고, 다른 것에는 주의를 내려놓습니다. 주의가 분산된다면, 그저 주의를 몸이 느끼는 불안으로 가져오면 됩니다. 만약 아드레날린이 치밀어 오르는 느낌이 들면서 가슴이 벌렁벌렁 뛴다면, 그 경험을 인정하고 단순히 스스로 느끼도록 놓아두면 됩니다. 얼마나 강렬합니까? 몸의 어느 부분이 영향을 받습니까? 어떤 감각을 느껴집니까? 시간이 지나면서 감각이 어떻게 변해갑니까?

불안의 징후가 있는지 몸을 살펴봅니다. 당신은 떨고 있습니까? 다리를 계속 움직이고 싶습니까? 당신의 충동에 주목하십시오. 아마도 무언가를 말하려거나 자리를 뜨려고 할 수도 있습니다. 이러한 충동에 반응하지 않고, 그저 알아차립니다. 그리고 어떤 일이 일어나는지 관찰합니다. 마찬가지로 당신의 마음에 떠오른 생각에 주목합니다. 그것을 분석할 필요가 없습니다. 그저 거기에 둡니다. 관찰하는 동안 스스로를 판단하지 마십시오. 당신의 불안을 정상적인 과정으로 받아들입니다. 불안이 당신을 돌아다니고 시간에 따라 변화하는 동안, 불안을 부추기거나 싸우지 말고, 당신이 불안을 경험하도록 그대로 두면 됩니다. 그저 관찰합니다.

예금계좌와 마찬가지로, 마음챙김은 실천한 만큼 효과를 발휘합니다. 한 달 동안 불안할 때마다 마음챙김을 연습해 보십시오. 단지 몇 분이라도 시간이 날 때마다 불안에 주의를 기울입니다. 당신이 불안반응의 다양한 요소에 집중한다면, 불안을 이용해서 마음챙김 능력을 향상시킬 수 있습니다. 예를 들어, 한 번은 호흡에 주의를 기울이기로 했다면, 다음번에는 심장이 뛰는 것에, 또 다음번에는 생각에 주의를 기울일 수 있습니다. 이런 방식을 통해서 당신의 불안이 어떻게 변하는지를 알아차리십시오.

23
진자운동 연습

알아보기

*최면*은 수면을 뜻하는 그리스어에서 유래되었습니다. 최면은 무기력과 수동성이 동반되며 의식 영역이 줄어든다는 점에서 수면과 비슷합니다. 최면은 매우 이완된 상태지만, 수면과 달리 완전히 의식을 잃지는 않습니다. 당신은 최면에 들어있는 동안 주변에서 일어나는 일에 대해 반응할 수 있습니다. 최면은 집중과 상상을 돕기 위해서 대부분 눈을 감은 채로 진행하지만, 눈을 뜬 채로 할 수도 있습니다.

최면은 생각과 정신적 이미지를 실제처럼 경험하게 합니다. 최면에 들어있는 동안, 당신은 마치 설득력 있는 공상이나 놀이에 빠져들 때처럼, 잠시 불신을 옆으로 내려놓게 됩니다. 예를 들어 영화에서 폭력적인 추격 장면을 볼 때, 당신의 몸과 마음이 실제로 추격에 가담하고 있는 것처럼 반응하는 것과 비슷하다고 볼 수 있습니다. 근육이 긴장되고, 배가 아프고, 심박수가 빨라지며, 흥분되거나 겁에 질린 것처럼 느낄 수 있습니다. 최면 시 뇌파 패턴은 실제 활동 시 나타나는 전형적인 뇌파 패턴과 유사합니다.

당신은 최면을 경험한 적이 없다고 생각하겠지만, 사실 최면은 낯설지 않습니다. 흥미진진한 것에 집중할 때, 정식 유도 없이도 최면에 들 수 있습니다. 백일몽도 일종의 최면 상태입니다. 장거리 운전도 최면으로 이어질 가능성이 높아서, 여행의 여러 부분을 기억하지 못하기도 합니다. 실제로 최면은 여러 생각이 머리를 어지럽히거나 불안할 때, 휴식과 안심에 이를 수 있는 쉬운 방법입니다.

해보기

1. 진자를 만듭니다. 종이 클립이나 펜, 반지를 두꺼운 실에 묶습니다. 대략 25cm 길이면 됩니다.

2. 편안한 의자에 앉습니다. 안락의자나 높은 등받이 의자에 팔과 손, 목과 머리를 받칠 수 있으면 좋습니다. 발을 바닥에 평평하게 내려 두고, 다리와 팔은 꼬지 않은 상태로 편안한 자세를 취합니다. 옷은 느슨하게 합니다. 렌즈나 안경은 벗어도 좋습니다.

3. 연습에 방해받지 않도록, 최소한 30분을 확보하십시오.

4. 당신의 문제와 반대되는 무엇인가를 선택하고, 이를 통해 최면을 사용하는 목표를 정합니다. 만약 당신의 문제가 일자리와 관련된 불안이라면, 목표 또는 핵심 문구를 "다 잘 될 거야" 또는 "지금은 긴장을 풀자"라고 둘 수 있습니다. 핵심 문구가 깊은 이완을 연상시키도록, 눈을 감고 문장을 천천히 반복합니다.

5. 자주 쓰는 손으로 실을 앞으로 잡고, 진자를 바닥 위에서 흔들리게 합니다.

6. 잠재의식에 허락을 구하고, 2분간 최면에 듭니다. 눈을 감습니다.

7. 눈을 감은 채, 촛불을 연상합니다. 심호흡을 몇 번 더 하고, 더 깊고 깊은 이완으로 들어갑니다. 배 끝까지 깊게 숨을 쉬고, 내쉬면서 이완감이 퍼져나가는 것을 느껴보십시오.

8. 최면에 들어가면, 손이 이완되고 진자가 떨어질 것이라고 스스로에게 말합니다. 천천히 10부터 0까지 세어갑니다.

9. 끝낼 준비가 되었으면, 눈을 뜨십시오. 일상으로 돌아가서 이전보다 더욱 이완된 것을 느껴보십시오.

24
다섯 손가락 연습

알아보기

진자운동 연습과 마찬가지로 이번에도 자기 최면을 연습합니다. 자기 최면은 임상적으로 불면, 경미한 만성통증, 두통, 신경성 틱과 떨림, 만성 근육 긴장, 경미한 불안, 만성피로 등에 효과가 있습니다. 여기서는 이완 상태로 들어가기 위해서 자기 최면을 이용할 것입니다. 연구에서는 2일 정도면 유의한 이완 효과에 이르는 것으로 나타났습니다. 자기 최면에 숙달되기 위해서 일주일 동안 매일 다음 연습을 해보십시오.

해보기

아래 과정을 기억하거나, 스마트폰에 녹음하여 들으면서 연습하십시오. 이를 통해서, 당신은 최면에 들어가는 것에 뒤따르는 평온함을 얻을 수 있습니다.

1. 편안한 의자에 앉습니다. 안락의자나 높은 등받이 의자에 팔과 손, 목과 머리를 받칠 수 있으면 좋습니다. 발을 바닥에 평평하게 내려 두고, 다리와 팔은 꼬지 않은 상태로 편안한 자세를 취합니다. 옷은 느슨하게 합니다. 렌즈나 안경은 벗어도 좋습니다.
2. 연습에 방해받지 않도록, 최소한 30분을 확보하십시오.
3. 당신의 문제와 반대되는 무엇인가를 선택하고, 이를 통해 최면을 사용하는 목표를 정합니다. 만약 당신의 문제가 일자리와 관련된 불안이라면, 목표 또는 핵심 문구를 "다 잘 될 거야" 또는 "지금은 긴장을 풀자"라고 둘 수 있습니다. 핵심 문구가 깊은 이완을 연상시키도록, 눈을 감고 문장을 천천히 반복합니다.
4. 심호흡을 몇 번 더 하고, 더 깊고 깊은 이완으로 들어갑니다. 배 끝까지 깊게 숨을 쉬고, 내쉬면서 이완감이 퍼져나가는 것을 느껴보십시오.
5. 엄지손가락에 집게손가락을 닿게 합니다. 그렇게 하면서, 방금 수영을 마쳤거나, 테니스를 치고 난 뒤, 조깅을 한 뒤처럼

건강한 피로감을 느꼈던 시간으로 돌아가 봅니다.

6. 엄지손가락에 가운뎃손가락을 닿게 합니다. 그렇게 하면서, 따뜻하게 안아주거나, 친밀한 대화를 나누었던 사랑하는 경험으로 돌아가 봅니다.

7. 엄지손가락에 약손가락을 닿게 합니다. 그렇게 하면서, 당신이 받아본 가장 멋진 칭찬을 회상해 봅니다. 진심으로 칭찬을 받아들이고, 상대에게 깊은 감사를 표합니다. 보답으로 상대에게 진심 어린 칭찬을 합니다.

8. 엄지손가락에 새끼손가락을 닿게 합니다. 그렇게 하면서, 당신이 가본 가장 아름다웠던 곳을 회상합니다. 잠시 그곳에서 머무릅니다.

25
자율 훈련

알아보기

자율 훈련(Autogenics, 독일 정신건강의학과 의사 Johannes Heinrich Schultz가 개발한 탈감작-이완 기술훈련)은 19세기에 행해진 최면 연구에 기원을 두고 있습니다. 몰입상태에 들어갈 수 있도록 도와줘서 피로감, 긴장감, 두통 같은 고통스러운 증상을 줄여주는 것이 목표입니다. 또한, 당신이 일상생활에 더 효과적으로 대처하는 데에도 도움이 됩니다. 사람들은 보통 피로와 긴장이 풀리면 따뜻하고 무거운 느낌이 든다고 말합니다. 그래서 자율 훈련 연습의 목표는 따뜻하고 무겁도록 느끼는 것입니다.

당신은 긴장을 풀고, 방해받지 않고, 편안한 자세로 앉아서, 팔다리의 따뜻함과 무거움에 대한 언어적인 제안에 수동적으로 집중하면 됩니다. 그것이 이 훈련의 본질입니다.

해보기

1. 방해받지 않을 조용한 방을 선택합니다.
2. 실내 온도는 적당히 따뜻하고 쾌적하게 유지합니다.
3. 외부 자극은 최소한으로 유지합니다.
4. 조명을 낮추십시오.
5. 헐렁한 옷을 입습니다.
6. 머리, 등, 팔다리가 받쳐질 수 있는 편안한 안락의자에 앉으십시오. 또는 등받이가 없는 의자에 앉아 약간 허리를 굽히고, 팔을 허벅지에 얹고, 목을 느긋하게 하고, 손을 무릎 사이에 끼워봅니다. 아니면 머리를 받치고, 다리를 20cm 정도 벌리고, 등을 대고 누울 수도 있습니다. 발가락은 약간 바깥쪽으로 향하고, 팔은 옆구리에 편안히 놓여있지만, 몸에 닿지는 않도록 합니다.
7. 여러분이 선택한 자세가 긴장이 없는지 확실히 하기 위해서, 머리 꼭대기에서 시작하여 천천히 발끝으로 내려가면서 몸에서 어떻게 느끼는지 알아채기 위해 잠시만 시간을 내주십

시오. 특히 관절 부위 또는 구부러진 척추 부위가 긴장되면서 지지를 받지 못한 팔, 머리 또는 다리가 과도하게 늘어지는지를 살펴보십시오. 만약 과도하게 늘어졌다면, 잘 지지되고 편안해질 때까지 계속해서 몸을 움직이면서 조정하십시오.

8. 눈을 감거나 앞의 한 지점을 선택해서 부드럽게 초점을 맞추십시오.

9. 다음의 말이 시작되어 반복되기 전에 천천히, 깊게 그리고 긴장을 푸는 몇 번의 호흡을 하십시오.

스스로에게 말하십시오. *오른팔은 무겁다… 오른팔은 무겁다… 오른팔은 무겁다.* 잠시면 될 겁니다. 다시 스스로에게 말해봅니다. *왼팔은 무겁다… 왼팔은 무겁다… 왼팔은 무겁다… 이후 두 팔 모두 무겁다… 두 팔 모두 무겁다… 두 팔 모두 무겁다…* 전체 과정은 4분 안에 끝날 것입니다. 녹음할 경우에는 각 내용 사이에 잠시 시간을 두고 조용히 반복하십시오.

조용히 각각의 문장을 반복할 때, 언급되는 신체 부위에 수동적으로 집중하십시오. 이 문장들을 다 사용했으면 몸의 다른 부분으로 이동하여 '…가 무겁다'라는 문장을 반복적으로 계속하십시오. 즉, 어떠한 기대나 판단도 하지 않고 무슨 일이 일어나는지 주목하는 것입니다. 수동적인 집중은 멍하게 있거나 졸린 상태와는 다릅니다.

아래는 이 자율 훈련 연습에 대한 전반적 순서입니다.

1부 오른팔은 무겁다.

왼팔은 무겁다.

두 팔 모두 무겁다.

오른쪽 다리가 무겁다.

왼쪽 다리가 무겁다.

두 다리가 모두 무겁다.

팔과 다리가 무겁다.

2부 오른팔은 따뜻하다.

왼팔은 따뜻하다.

두 팔 모두 따뜻하다.

오른쪽 다리가 따뜻하다.

두 다리가 모두 따뜻하다.

팔과 다리가 따뜻하다.

3부 오른팔은 무겁고 따뜻하다.

두 팔 모두 무겁고 따뜻하다.

두 다리가 모두 무겁고 따뜻하다.

팔과 다리가 무겁고 따뜻하다.

나는 숨 쉬고 있다.

심장박동은 차분하고 규칙적이다.

4부 오른팔은 무겁고 따뜻하다.

팔과 다리가 무겁고 따뜻하다.

나는 숨 쉬고 있다.

심장박동은 차분하고 규칙적이다.

명치가 따뜻하다.

5부 오른팔이 무겁고 따뜻하다.
팔과 다리가 무겁고 따뜻하다.
나는 숨 쉬고 있다.
심장박동은 차분하고 따뜻하다.
명치가 따뜻하다.
팔과 다리가 따뜻하다.
이마가 시원하다.

처음에는 수동적 집중을 완벽하게 유지할 수 없을 것입니다. 당신의 마음은 방황할 것이며, 그것은 자연스러운 일입니다. 방황하는 마음을 발견하였으면 되도록 빨리 대본으로 돌아오십시오. 연습을 멈출 준비가 되면 자신에게 다음과 같이 말하십시오. *내가 눈을 뜨면 기분이 상쾌해지고 정신이 깨어날 것이다.* 그런 후 눈을 뜨고 기지개를 켜면서 심호흡을 몇 번 합니다.

26
기술의 결합

알아보기

당신은 이 책을 통해서 주변에 있는 혼란의 소용돌이에도 불구하고 지금, 이 순간에 평온을 찾는 많은 기술들을 배웠습니다. 이러한 이완 기술들의 가장 좋은 점은 그것들이 실제로 함께 결합될 수 있다는 것입니다. 호흡과 시각화가 대표적인 예입니다. 이 책 앞부분의 모든 이완 기술은 당신이 보기에 적합하다고 생각되면 결합될 수 있으며, 특히 불안에 대한 훈련을 하기 전 이완을 시도할 때 다양한 기술을 함께 사용할 수 있습니다. 여기 당신이 이미 시도한 것을 결합하고 더 깊은 이완을 촉진하는 데 도움을 줄 수 있는 몇 가지 연습이 있습니다.

해보기

첫 번째 연습은 복식호흡에서의 이완과 긍정적인 최면 암시의 치료적 가치를 결합한 것입니다.

1. 바닥에 담요를 깔고 눕습니다.
2. 명치(갈비뼈가 배 위에서 갈라지기 시작하는 지점)에 손을 살며시 올려놓고 몇 분 동안 깊게 복식호흡을 합니다.
3. 호흡을 들이쉴 때 공기와 함께 에너지가 폐로 밀려 들어와 명치에 즉시 저장된다고 상상합니다. 이 에너지가 호흡을 내쉬면서 몸의 모든 부분으로 흘러나간다고 상상해 보십시오. 이러한 에너지 공급 과정에 대해 정신적 그림을 그려봅니다.
4. 하루 최소 5분에서 10분 동안 매일 이 연습을 계속합니다.

깊은 호흡과 긍정적인 시각화를 함께 이끌어 내는 또 다른 결합도 가능합니다.

1. 천천히 깊은 복식호흡을 시작합니다. 깊은 호흡을 할 때마다 횡격막이 확장되면서 점점 더 이완되는 느낌을 알아차려 보십시오.

2. 해변을 시각화합니다. 파도가 모래를 밀어 올리고, 갈매기들이 머리 위를 빙빙 돌고, 양털 구름이 둥실둥실 떠 있는 것을 바라보십시오. 파도의 함성과 그다음의 조용함을 들어보십시오. 함성, 고요함, 함성, 고요함을 교대로 들어보십시오. 바닷소리 너머로 갈매기 울음소리를 들을 수 있습니다. 이제 따뜻한 모래를 느껴보십시오. 모래가 당신의 몸을 덮고 있고, 따뜻하고 무겁다고 상상해 보십시오. 당신의 팔과 다리에 있는 모래의 무게를 느껴보십시오. 따뜻함과 편안함으로 둘러싸여 있음을 느껴봅니다.

3. 모래를 시각화하고 편안함을 느끼면서 계속 깊게 숨을 쉽니다. 호흡의 리듬을 알아차립니다. 숨을 들이마실 때, 자신에게 "따뜻하다"라고 말하십시오. 몸 주위에 있는 모래의 따뜻함을 느끼도록 노력합니다. 숨을 내쉬면서 무겁다고 말하십시오. 팔다리에 있는 모래가 얼마나 무거운지 경험해 보십시오. 깊은 호흡을 계속하면서 숨을 들이마실 때 따뜻함을, 내쉬면서 무거움을 생각합니다. 최소 5분 동안 계속하십시오(참고: 시간이 흐른 후 얕은 호흡으로 전환하는 것이 좀 더 편안하게 느껴진다면, 그렇게 하십시오).

27
좋은 일 하기

알아보기

과학자들은 당신의 뇌에 부정적 편향이 내재되어 있다고 믿습니다. 왜냐하면, 우리 조상들은 몇백 년 동안 채찍을 피하고 당근을 쫓으며 진화했고, 채찍은 생존에 더 긴박한 영향을 끼쳤기 때문입니다. 이런 부정적인 편향은 많은 방식으로 나타납니다. 예를 들어 일부 연구에서 아래와 같은 결과가 확인되었습니다.

- 뇌는 일반적으로 같은 세기라면 긍정적 자극보다는 부정적 자극에 더 반응합니다.
- 우리를 포함한 동물은 일반적으로 쾌락보다 고통으로부터 더 빨리 배웁니다. 한 번 혼이 나면 두 번째부터는 조심하게 됩니다.
- 고통스러운 경험은 대개 즐거운 경험보다 더 기억에 남습니다.
- 대부분의 사람들은 같은 정도라면 얻기 위해 일하는 것보다 가진 것을 잃지 않도록 더 열심히 노력할 것입니다.
- 지속적이고 좋은 관계는 일반적으로 최소한 5:1의 긍정적 상호작용과 부정적 상호작용 비율이 필요합니다.

당신은 하루의 마지막에 보통 무엇을 생각합니까? 제대로 된 50가지, 아니면 잘못된 50가지? 교통체증에서 당신을 가로막았던 운전자나, 해야 할 일 목록에서 완료하지 못한 일을 떠올리지 않습니까?

사실상, 뇌는 부정적인 경험에는 벨크로(velcro, 접착테이프)와 같지만, 긍정적인 경험에는 테플론(teflon, 음식이 붙지 않도록 프라이팬 등에 칠하는 물질)처럼 작용합니다. 이는 당신의 근본적인 감정, 기대, 믿음, 성향, 기분과 같은 *암묵적 기억*을 점점 더 부정적인 방향으로 흐리게 만듭니다. 이것은 공평하지 않습니다. 왜냐하면, 당신의 삶에서 대부분의 사실은 아마도 긍정적이거나 최소한 중립적이기 때문입니다. 그것의 부당성 외에도, 암묵적 기억 속에 점점 더 많은 부정적인 경험들이 쌓이는 것은 사람을 더 불안하고, 짜증 나고, 우울하게 만듭니다. 그래서 인내심을 가지고 다른 사람들에게 베푸는 것이 더 어려워집니다.

하지만 이런 편향을 받아들일 필요는 없습니다! 자신과 다른 사람들에게 더 많은 행복과 이익을 주는 좋은 일에 관심을 가지는 것을 통해서, 기울어진 경쟁의 장을 평평하게 할 수 있습니다. 그런 후 체를 통해 걸러내는 것처럼 긍정적 경험을 걸러내면, 그것들은 당신의 뇌 속 깊은 곳에 있는 암묵적 기억 속에 모일 것입니다.

삶의 힘든 부분은 여전히 계속될 것입니다. 사실, 당신이 좋은 일을 하면 그것들을 더 잘 바꾸거나 견뎌낼 수 있게 됩니다. 왜냐하면, 좋은 일을 통해서 도전을 균형 있게 바라보고, 에너지와 정신을 고양하고, 유용한 자원에 표시해두고, 당신의 내면을 채우는 것을 도울 수 있기 때문입니다. 당신은 이렇게 해서 다른 사람들에게 더 많이 베풀 수 있습니다. 좋은 일은 어른뿐 아니라 아이들에게도 훌륭한 도움이 됩니다. 이런 실천을 당신의 가족들과 함께 나눈다면 아이들은 더 탄력적이고, 자신감 있고, 행복하게 자랄 것입니다.

해보기

좋은 사실을 찾아서 좋은 경험으로 만드십시오. 좋은 사실에는 전자우편 한 묶음을 마무리했거나 칭찬을 받는 것처럼 긍정적인 사건이 해당됩니다. 세상과 당신 자신에 대한 긍정적인 측면도 포함될 수 있습니다. 대부분의 좋은 사실들은 평범하고 비교적 사소하지만, 여전히 진실입니다. 장밋빛 안경을 통해 세상을 바라보라는 것이 아닙니다. 그저 실제적이고 진실한 것을 인식하면 됩니다.

현재 존재하거나 과거에 일어났던 어떤 좋은 사실을 알아차리면, 그것에 대해 좋은 기분을 느껴보십시오. 인생에는 종종 좋은 일이 생깁니다. 꽃이 피고, 상냥한 누군가를 만나고, 목표가 달성되기도 합니다. 당신은 그것을 알고 있지만, 느끼지 못할 수도 있습니다. 이번에는 좋은 사실이 당신에게 영향을 미치도록 하십시오.

그것을 받을 자격이 없다고 생각해서 긍정적인 경험을 하는 것에 거부감을 갖는 경우를 알아차리십시오. 즐거움을 느끼는 것은 이기적이거나, 허영심이 강하거나, 수치스러운 일이 아닙니다. 기분이 좋아지면 경계가 풀어져서 나쁜 일이 일어날 수 있다는 것도 과다한 생각입니다. 그런 다음, 좋은 사실로 다시 주의를 돌리십시오. 좋은 사실에게 계속 마음을 열고, 숨을 쉬고, 이완해서 좋은 사실이 당신을 진전시키도록 하십시오. 이는 식사 시간과 비슷합니다. 그냥 보고 있지만 말고 맛을 보십시오!

정말 그 경험을 즐기십시오. 대부분의 경우 좋은 경험은 꽤 온화하며 괜찮습니다. 다른 것에 정신을 빼앗기지 말고 10초, 20초, 심지어 30초 동안 계속 좋은 경험에 머무십시오. 그 경험 주변을 부드럽게 하고, 길을 열어 두십시오. 좋은 경험을 당신의 마음에 채우십시오. 당신의 몸에 넣으십시오. 무언가를 오랫동안 알아차리고 감정적으로 느낄수록 더 많은 뉴런들이 발화하고 함께 연결되면서 암묵적 기억 속의 흔적들이 더 강해집니다.

이 연습을 할 때는 긍정적인 경험에 집착하지 않는 것이 좋습니다. 왜냐하면, 긴장과 실망으로 이어질 것이기 때문입니다. 그저 그것들을 받아들임으로써 내면에서 더 나아짐을 느낄 수 있습니다. 당신의 행복은 외부 조건보다는 내적인 충만함에 기초하여 점점 더 조건 없이 느껴질 것입니다.

좋은 경험이 당신에게 스며들고 있다고 생각하고 느껴보십시오. 다양한 방법으로 이것을 해볼 수 있습니다. 어떤 사람은 추운 겨울날 코코아 한 잔의 따뜻함과 같이 가슴으로 퍼지는 따뜻한 빛을 느낍니다. 다른 사람은 황금 시럽이 몸속으로 퍼지는 것을 시각화합니다. 어린이는 보석이 보물 상자 속으로 들어가는 것을 상상할지도 모릅니다. 이렇게 좋은 경험을 알아차리는 동안, 관련 신경망이 분주하게 발화되면서 함께 연결되고 있다는 것을 눈치채는 사람도 있을 것입니다.

좋은 의지를 한 번이라도 갖게 되면 보통 작은 변화가 발생합니다. 하지만 시간이 지나면서 그 작은 변화들이 서로 더해지게 되고, 점차 긍정적인 경험들이 당신의 뇌와 존재의 일부로 엮여갈 것입니다. 특히, 이 책의 내용을 연습함으로써 심리적인 치유와 성장 또는 영적인 발전을 할 때, 그 노력의 결실을 정말로 받아들여 보십시오. 그것들이 당신의 정신/신경 갈비뼈에 달라붙도록 도와주십시오!

| 4장 |

시간이 좀 걸리지만 매우 효과적인 전략

28

자신의 좋은 점 보기

알아보기

모든 사람에게는 좋은 점이 있지만, 자기 자신보다 다른 사람에게서 그것을 보는 것이 더 쉬운 경우가 많습니다. 예를 들어 친구를 떠올려 보십시오. 그들에 대해 어떻게 생각하십니까? 유머 감각, 공정성, 정직성, 지적 능력, 인내심, 열정, 도움, 호기심, 결단력, 재능, 투지, 좋은 마음… 친구에게서 이러한 긍정적인 특징들을 인식하는 것은 안심이 되고, 편안하고, 희망적입니다. 누군가의 좋은 점을 알아보는 것은 좋습니다. 물론 당신을 포함해서 말입니다!

우리 모두는 사랑스러운 타일이 많은 모자이크 같은 존재입니다. 어떤 것들은 기본적으로 중립적이고, 어떤 것들은 작업이 좀 필요합니다. 모자이크 전체를 보는 것이 중요합니다. 하지만 부정적인 생각들과 관련된 뇌의 편향 때문에, 우리는 옳은 것 대신에 무엇이 잘못됐는지에 집착하는 경향이 있습니다. 하루에 스무 가지 일을 하고 열아홉 가지가 잘되면 어떤 생각이 드십니까? 아마 잘 안 풀렸다고 느낄 것입니다.

뇌는 주의를 기울이는 것에 주로 기초하여 새로운 구조물을 만듭니다. 함께 발화하는 뉴런들이 함께 연결된다는 것을 기억하십시오. 모자이크에 있는 '나쁜' 타일에 초점을 맞추면 썩 좋지 않거나, 결함이 있거나, 다른 사람보다 모자란다는 기저 감각이 강화되게 됩니다. 그리고 그것은 좋은 타일을 인식하는 것에서 오는 자신감과 자부심의 발전을 차단합니다. 부정적인 편향의 결과는 공정하지 않습니다. 하지만 그들은 매우 강력하며, 우리가 스스로를 불충분하거나 의심하는 감정을 가지게 만드는 큰 이유입니다.

자신의 장점과 미덕을 아는 것은 스스로를 정확하게 보고 있는지에 따른 문제일 뿐입니다. 일단 당신이 스스로를 정확하게 보게 되면, 자신의 좋은 점을 인식할 수 있습니다. 이것은 내면적으로 더 괜찮다고 느끼고, 거절에 대한 두려움을 덜어줘서 다른 사람들에게 다가가고, 성공할 것이라는 확신을 가지고 꿈을 추구하도록 도와줄 것입니다.

해보기

자신의 좋은 점을 하나 고르십시오. 아마도 당신은 특히 다정하고, 개방

적이고, 양심적이고, 상상력이 풍부하고, 따뜻하고, 통찰력이 있고, 꾸준할 것입니다. 그 긍정적인 특성의 경험을 알아차리십시오. 그것과 관련된 신체 감각, 감정적 어조, 그것에 어울리는 태도나 관점을 탐구하십시오.

잠시 시간을 내서 당신이 이렇게 좋은 자질을 가지고 있다는 것을 받아들여 보십시오. 자신이 그것을 확신하도록 하십시오. 하루나 일주일 동안 이 자질의 징후를 찾아보고, 발견하면 단순히 느껴보십시오.

당신이 이렇게 좋은 자질을 가지고 있다는 것을 받아들이는 데 어려움이 있을 수 있습니다. 예를 들어, '항상 그런 건 아니야' 또는 '나도 나쁜 부분이 있어'와 같은 생각 때문입니다. 자신의 편에 서서 스스로를 현실적으로 보도록 노력하십시오. 좋은 자질도 볼 수 있어야 합니다. 매일 매 순간 그런 자질을 가지고 살지 않아도 괜찮습니다. 그것이 모자이크라는 의미이고, 그것이 인간이라는 의미입니다. 당신이 가지고 있는 다른 장점이나 미덕에 대해 이 과정을 반복하십시오.

이제 다른 사람들이 당신에 대해서 인정하는 좋은 점들을 드러내십시오. 친구가 되어서 그들의 눈으로 자신을 보십시오. 그 사람은 당신의 어떤 점을 좋아합니까? 그들은 무엇을 감사하고, 즐기고, 존경하고, 칭찬합니까? 만약 친구가 당신의 좋은 자질에 대해 다른 사람에게 말한다면, 뭐라고 했겠습니까? 다른 친구나 가족 구성원, 선생님, 동료와 같은 인생의 다른 사람들과 여러 차례 이 작업을 다시 해보십시오. 그런 다음 다른 사람들이 당신의 좋은 특성을 알게 해서 그것이 정말 당신의 것이 되게 하십시오. 얼굴, 몸, 마음을 부드럽게 해서 당신의 개인적인 모자이크에 대한 모든 진실을 알고 받아들여 보십시오.

그것이 당신에 대한 스스로의 인식으로부터 시작되든, 다른 사람들로부터 시작되든, 당신에 대한 좋은 점들을 아는 것이 가치, 자신감, 행복, 평화의 감정이 되도록 하십시오. 마음속 중심에서 우러나오는 조용한 목소리를 느껴보고, 당신의 좋은 자질을 확고하고 정직하게 나열하십시오. 그것에 귀 기울이십시오. 그것이 말하는 것을 그대로 받아들이십시오. 원하신다면 목록을 만들어서 수시로 검토하십시오. 누구에게도 보여줄 필요가 없습니다.

삶을 살아가면서 품위, 인내, 보살핌 등 당신의 여러 가지 좋은 자질들을 찾아보십시오. 이러한 자질을 찾으면, 자신에 대해 기분 좋게 느낄 수 있게 드러내십시오. 기분 좋은 이 시간들이 당신의 마음과 나날을 점차 채우도록 하십시오.

29
비틀어서 다시 생각해 보기

알아보기

견딜 수 있는 최악의 생각을 떠올려 보십시오. 이 생각은 분명히 당신을 두렵게 하거나 혐오감을 줄 것이기 때문에, 당신의 인식에 들어올 수 있도록 약간의 변화를 줘서 그 생각을 초대해 보십시오. 생각과 느낌이 계속 연결되도록 노력하십시오.

해보기

여기 가장 불편한 생각에 약간의 변화를 줘서 다시 생각해 보는 것을 연습할 수 있는 몇 가지 방법들이 있습니다. 연습하는 동안에는 유머가 당신의 제일 좋은 동반자라는 것을 기억하십시오.

- '생일 축하합니다' 또는 '반짝반짝 작은 별' 노래의 멜로디에 맞춰 그 생각을 노래하십시오.
- 생각을 반복해서 쓰십시오.
- 생각의 시를 지어보십시오.
- 생각을 그리거나 색칠합니다.
- 생각을 녹음한 후 재생합니다.
- 그 생각을 끔찍한 결말을 가진 완전한 대본으로 상세히 기술하십시오(읽고 또 읽으십시오).
- 생각을 스티커 메모지에 써서 집안 곳곳에 붙여 놓으십시오.
- 생각을 다른 언어로 번역하십시오.
- 단어를 거꾸로 말하십시오.
- 종이에 생각을 써서 주머니에 넣고 다니십시오.
- 거울 앞에 서서 생각을 큰 소리로 반복해서 말하십시오.
- 생각을 더 나쁘게 만들려고 노력하십시오. 터무니없을 정도로.

- 떠오르는 구절을 생각에 덧붙이십시오. 또는 이미지에 이미지를 덧붙이십시오. 그리고 집 계단을 오르내릴 때나 계단과 마주칠 때마다 반복하십시오.

30
흥분해 보기

알아보기

흥분은 에너지에 긍정적인 감정을 더한 것이며 기쁨, 열정, 즐거운 시간의 일부입니다. 어떤 종류의 흥분은 경미해 보이지만 당신의 상황을 변화시킬 수 있습니다. 예를 들어, 0부터 10까지의 눈금을 가진 당신의 개인 전율계thrillometer에서 맑은 밤에 별을 보는 것은 2이고 샌프란시스코 자이언츠가 월드 시리즈에서 우승하는 것은 10에 해당될 수 있습니다. 둘 다 계속 흥미롭지만, 그 방식과 정도가 다른 것입니다.

이런 확장된 관점에서 흥분을 생각할 때, 당신의 상황을 조금이라도 변화시킬 수 있는 것은 무엇입니까? 백파이프 소리, 아이의 첫걸음, 새로운 곳을 여행하기, 잘 된 프로젝트를 마무리하기, 춤추기, 웃음, 슈퍼세일에서 원하는 것을 찾기, 멋진 아이디어를 듣기는 어떨까요? 물론 불가능하지는 않지만, 아프거나 심리적 부담이 있을 때는 흥분을 느끼기가 어렵습니다. 흥분할 수 없다는 것은 뭔가 좋지 않다는 표시입니다.

정상적인 조건일 경우, 삶에 흥분이 없으면 평평하고, 단조롭고, 무력감이 느껴질 것입니다. 열정은 창의성, 기업가 정신, 정치적 행동, 헌신적인 관계를 촉발하고 지속시키는 데 도움이 됩니다. 어떤 것에 대해 함께 흥분하는 것은 유대감을 가져다줍니다. 공유된 열정이 영화, 콘서트, 정치적 집회, 대화, 사랑을 더 보람 있게 만들어 줄 것입니다.

나이가 들어가면서, 당신의 자연적인 생동감은 비난받거나, 꺾이거나, 구겨졌을지도 모릅니다. 특히 열정은 강렬한 감정들이 밑바탕에 깔려있으며, 이들 중 하나가 수치스럽거나 무감각하게 느껴진다면, 흥분도 그렇게 되어버릴 수 있습니다. 이런 일이 당신에게 일어난 적이 있습니까? 만약 그렇다면, 당신의 삶에 열정을 위한 공간을 점차 더 많이 만드는 것, 즉 기쁨, 열망, 에너지를 위한 공간을 더 많이 만드는 것은 자신을 더 완전하게 표현하는 즐거운 방법이 될 것입니다.

해보기

조금이나마 당신을 흥분시키는 것을 찾고, 그 안에서 즐거움을 느껴보십시오. 이 감정들을 빠르게 받아들이면서 지금의 경험을 강화시킬 수 있는지 확인해 보십시오. 몸에서 솟아오르는 에너지가 느껴질 수도 있습니다. 가슴과 머리를 들어 올리고, 얼굴 안으로 더 많은 생동감이 들어오게 하십시오. 이 흥분의 감정을 등록하고 당신의 몸에 그것을 위한 공간을 만들어 봅니다. 하루를 보내면서, 당신의 전율계를 움직이게 만드는 것에 주목하십시오. 흥분할 만한 것들을 찾아보십시오!

흥분되거나, 스릴을 느끼거나, 자극되어도 괜찮습니다. 삶을 재미있고 풍요롭게 살아가십시오. 젊었을 때의 열정을 되새겨보십시오. 지금과 비교하면 어떻습니까? 쌓인 먼지를 털어내고 당신의 열정을 다시 깨워봅니다. 요리, 직업, 집안일, 반복되는 육아, 심지어 성관계를 포함해서 정적이거나, 어쩌면 퀴퀴해졌을 수도 있는 삶의 한 부분을 선택하고, 그것을 정말로 활성화시켜 보십시오. 새로운 요리를 시도하고, 음악을 틀고, 얼간이 같은 행동을 하고, 아기와 춤을 추고, 당신의 일상을 바꾸는 일을 하십시오.

당신의 몸을 조이거나, 감정을 죽이거나, *"사람들에게 나서면 안 돼… 너무 눈에 띄면 안 돼… 냉정함을 잃으면 안 돼"*와 같은 중얼거림 때문에 흥분에 찬물을 끼얹는 상황을 알아차리십시오. 냉정하게 굴지 마십시오. 당신의 마음속에 있는 젖은 담요를 더 잘 알아차리면, 그것들은 마르게 될 것입니다.

요가, 무술, 여러 형태의 신체 단련을 통해 에너지를 높일 수 있는 몇 가지 연습을 생각해 보십시오. 여기에는 여러 번 심호흡하는 것, 배꼽 몇 센티미터 아래에 있는 몸의 중심부에서 에너지를 감지하는 것, 몇 번 펄쩍펄쩍 뛰는 것, 깊은 신음을 내는 것(직장에서는 시도하지 마십시오!), 밝은 빛을 시각화하는 것이 포함됩니다.

다른 사람들의 흥분에 동참하십시오. 친구나 동료를 밝게 비추는 것에 집중하고, 당신에게 재미있고, 활기차고, 흥미로울 수 있는 것들을 찾으십시오. 아무것도 속이지 말고, 자신의 에너지를 위로 끌어올리십시오. 다른 사람의 열정에 더 몰입하십시오. 그러면 자신의 열정에 불이 붙을 수 있습니다.

다른 사람들의 축제에 비를 내리지 말고, 다른 사람들이 당신의 축제에도 비를 내리지 않도록 하십시오. 만약 너무 흥분하고 있다면, 사회적 신호를 읽고 에너지를 줄이거나 다른 곳으로 가져가면 됩니다. 흥분이 어떤 사람들에게는 불편할 수 있다는 것을 알아두십시오. 때때로 사람들은 자신의 열정을 억누르기 위해, 그들은 다른 사람들의 열정을 덮습니다. 솔직히, 그것은 당신 문제가 아니라 그들의 문제입니다. 이런 종류의 사람이 곁에 있다면, 당신의 관심사를 공유하는 다른 사람들을 찾고, 당신이 치는 드럼의 박자에 맞춰 걷는 것이 필요할 수 있습니다.

궁극적으로, 흥분의 본질은 열정입니다. 그 근본적 의미는 매우 심오합니다. 우리는 비범하고, 심지어 신성한 것을 통해서 감동을 받습니다.

31
인지적 탈융합

알아보기

*인지적 융합*이란 우리의 생각이나 감정을 뒷받침할 증거가 없거나 약한 증거만 있는데도 진실로 받아들이는 것을 의미하며, 매우 흔합니다. 특히 미국 문화에서는 가정과 해석에 의문을 제기하지 않는 것이 일반적이지만, 때로는 우리의 관점을 벗어나 볼 필요가 있습니다. 고통스러운 상황에서는 특히 더 그렇습니다. 우리의 가정이 틀릴 수 있다는 것을 아는 것은 중요합니다. 왜냐하면, 우리의 생각이 잘못되었고 현실과 일치

하지 않을 경우, 인지적 융합은 많은 불필요한 불안으로 이어질 수 있기 때문입니다.

아리아나는 어느 날 오후 남자친구와 연락하는 데 어려움을 겪은 뒤부터 그에게 나쁜 일이 생겼다고 걱정하기 시작했습니다. 그녀는 그가 병원에 입원해 있는 모습을 상상했고, 그녀와 헤어지려 한다고 생각했습니다. 이러한 가능성을 생각하면서, 그녀는 매우 화가 났습니다. 나중에 아리아나는 남자친구가 집에 휴대폰을 두고 와서 그녀의 메시지를 받지 못했다는 것을 알게 되었습니다. 이것은 그녀에게 큰 안도감을 주었습니다. 이 이야기에서 흥미로운 것은 아리아나가 자신이 가지고 있는 생각이 실제 사건인 것처럼 반응했고, 그런 생각들이 그녀를 불안하게 만들었다는 것입니다. 당신은 비슷한 상황을 겪고 있는 자신을 발견해 본 적이 있습니까?

불안을 유발하는 어떤 생각이 인지적 융합과 결합되면 불안해질 위험이 더 커집니다. 만약 당신이 비관적인 생각이나 걱정을 하는 경향이 있다면, 인지적 융합에 저항함으로써 이득을 얻을 수 있을 것입니다. 예를 들어, 비관적인 생각을 많이 하는 경우 그 생각이 실제로 발생하는 일에 영향을 줄 수 없다는 것을 스스로에게 상기시키는 것이 도움 됩니다.

해보기

인지적 융합의 대표적인 예는 위협의 증거가 없더라도 어떤 상황이 위험하다고 느끼고, 믿는 것입니다. 지금 시간을 내어 인지적 융합에 관여할 수 있는 상황의 목록을 작성해 보십시오. 몇 가지 예를 들어보겠습니다. *내 생각에는 이웃들이 내 잔디밭을 싫어하는 것 같아. 이 모임에*

서 나를 좋아하는 사람은 아무도 없어. 또 공황 발작이 오면 나는 절대로 견딜 수 없을 거야. 일단 목록을 작성했으면, 그것을 검토하고 이러한 근거 없는 생각에 대한 믿음이 당신의 불안에 어떻게 기여하는지 생각해 보십시오.

당신의 뇌는 생각과 느낌으로 가득 찬 바쁘고 시끄러운 장소입니다. 문제는 생각과 느낌 자체가 아니라 그것을 절대적 현실로 받아들이는 경향입니다. 심리학자 스티븐 헤이즈Steven Hayes는 "생각과 느낌을 문자 그대로 받아들이고 그것에 맞서 싸우려고 하는 것이 가장 해로운 경향이다"라고 말했습니다. 그리고 그는 이러한 일반적인 경향에 대한 해결책으로 인지적 탈융합을 제안했습니다. 인지적 융합과는 반대로, *인지적 탈융합*은 당신의 생각에 대해 다른 입장을 취하는 것을 말합니다. 그것들에 얽매이지 않고 그저 알아차리는 것입니다.

*인지적 탈융합*의 핵심은 그 상황에 대한 당신의 생각을 액면 그대로 받아들이지 않고, 당신이 겪은 다양한 경험들을 그저 단순하게 인식하는 방법을 찾는 것입니다. 복잡하게 들리지만, 사실 꽤 간단합니다. 예를 들어 다음과 같이 생각해 봅시다. *'저 스스로가 절대 졸업할 수 없다고 생각한다는 사실을 다시 한번 알게 되었습니다. 재미있네요.'*

인지적 탈융합에 성공하려면, 머리를 통해 떠오르는 모든 생각이 엉뚱한 길로 빠지지 않도록 자신의 감각을 계발해야 합니다. 자신의 생각을 믿는 사람이 아니라 관찰자가 되는 것입니다. 생각으로부터 거리를 두기 위해서, 스스로 다음과 같이 말할 수 있습니다. *"이런 성가신 생각을 조심해야 해. 나는 그것에 믿음을 가질 이유가 없고, 분명히 스트레스를 받을 거야."* 앞에서 연습한 마음챙김 기술은 당신이 선택한 것에 생각을 집중시키고, 생각을 방황하고 싶은 충동에 저항하는 힘과 기술을 키우는 데 도움이 되기 때문에 매우 의미가 있습니다.

32
탈진을 극복하고 힘을 기르기

알아보기

인생에서 아름다운 것들을 즐기고, 위험을 피하고, 우정과 사랑을 찾으려면 힘이 필요합니다. 힘은 가슴을 요란하게 하는 건방짐이 아니라 결단력과 투지를 말합니다. 힘은 인내와 자제력을 포함한 많은 형태로 나타납니다. 예를 들어, 선착장 가장자리에 있는 보트를 다른 곳으로 옮기고 싶다면, 무리하지 않아야 합니다. 그러다가는 다치게 될 것입니다. 대신 선착장 가장자리에 서서 배에 손을 얹고 몸을 기대십시오. 계속 기대기만 하면 됩니다.

내면의 힘, 즉 정신력은 있고 없고의 문제가 아닙니다. 근육처럼 만들 수 있습니다. 정신력은 몸의 건강에 의해 영향을 받을 수 있으며, 다음과 같은 요인에 의해 촉진됩니다. 매 끼니 단백질을 섭취하는 것, 비타민과 미네랄 보충제를 매일 복용하는 것, 일주일에 몇 번씩 운동하는 것, 하루에 7~9시간 잠자는 것, 만성적인 건강 문제를 해결하는 것. 만약 당신이 이렇게 하지 않고 있다면, 오늘부터 시작해 보는 것이 어떻습니까?

해보기

지적 능력, 정직성, 회복력 같은 당신의 장점을 나열해 보십시오. 부당하게 자기를 비판하지 말고 정확해야 합니다. 장점을 인식하는 것은 당신을 더 강하게 느끼도록 도와줄 것입니다. 괜찮다면, 다른 사람에게 당신의 장점이 무엇이라고 생각하는지 물어보십시오.

생계를 유지하거나, 가정을 꾸리거나, 한 사람으로서 성장하거나, 세상을 더 좋게 만드는 것과 같이 당신의 힘을 사용해서 할 수 있는 좋은 것들에 대해 생각해 보십시오. 스스로에게 말하십시오. *내가 강해지는 것은 좋은 일입니다. 나의 힘은 좋은 일이 일어나도록 도와줍니다. 좋은 사람들은 내가 강해지기를 원합니다. 내가 약해지기를 원하는 사람은 내 편이 아닙니다.* 강해지는 것이 나쁘다는 믿음에 주목하십시오… 그런 다음 강해지면 좋은 이유로 주의를 돌려보십시오.

당신의 힘을 더 느끼기 위해, 당신이 강하다고 느꼈던 시간을 회상하십시오. 그때 당신의 몸은 어땠습니까? 당신의 자세, 관점, 의도는 무엇이었습니까? 지금 바로 힘을 구현해 보십시오. 턱을 치켜들거나 자세를 넓히거나 깊게 숨을 쉴 수도 있습니다. 그때의 신체적 감각과 강인한 태도를 불러와서 힘을 다시 사용할 수 있도록 하십시오.

강해진다는 느낌이 얼마나 좋은지 주목하십시오. 몸에서 즐거움을 느껴보십시오, 아마도 조용한 맹렬함과 결의가 느껴질 것입니다. 힘이 가져다주는 자신감, 가능성을 즐겨보십시오. 당신의 힘이 보살핌, 보호, 사랑을 어떻게 강화하는지 감사하게 확인하십시오.

강하다고 스스로에게 말하십시오. 당신은 인내하고, 지속하고, 대처하고, 승리할 수 있다고 말하십시오. 압도당하지 않고 당신의 경험을 인지할 수 있을 만큼 충분히 강하다고 말하십시오. 인생의 바람이 강하게 불 수 있지만, 당신은 뿌리 깊은 나무입니다. 바람은 당신을 더 강하게 만들 뿐입니다.

바람이 지나가고 난 뒤에도 당신은 여전히 서 있습니다. 당신은 그늘과 쉼터, 꽃과 과일을 제공합니다. 당신은 강하고 오래가는 나무입니다.

33
운동으로 불안에 대처하기

알아보기

싸우기, 도망치기, 얼어붙기 반응은 뇌에 프로그램되어 있습니다. 위협을 느끼게 하는 것들에 맞서 싸우거나 도망가기 위한 몸의 준비에 저항하는 대신, 근육을 이용해서 스트레스, 걱정, 불안에 덜 반응하고 이 본능을 다뤄보는 기회를 가져보는 것이 어떻습니까?

짧은 기간의 유산소 운동은 근육의 긴장을 줄이는데 매우 효과적일 수 있습니다. 불안할 때 뛰거나 활발하게 걷는 것을 통해서 근육을 활용해볼 수 있습니다. 이를 통해 아드레날린 수치가 낮아지고 몸의 스트레스 반응으로 혈류로 방출된 포도당이 소모됩니다. 운동을 마치고 나면 상당한 정도의 오래 지속되는 근육 이완을 경험할 수 있습니다.

하루의 특정 사건이나 단계가 불안을 증폭시킬 수 있다고 예상된다면, 신중하게 시간을 정한 규칙적 운동을 통해서 이를 이겨내 볼 수 있습니다. 다시 말해서 진정제를 복용하지 않고도 진정 효과를 얻을 수 있습니다. 운동은 그 순간이나 이후의 몇 시간 동안만 불안을 줄여주는 것이 아닙니다. 연구에 따르면 최소 10주 이상의 규칙적인 운동 프로그램에 참여한 경우 전반적 불안 수준이 감소하는 것으로 나타났습니다.

신체적으로나 정신적으로 가장 적합한 운동 유형은 다음의 네 가지 기준을 충족해야 합니다.

- 즐길 수 있습니다.
- 계속할 수 있습니다.
- 적당한 강도입니다.
- 의사에게 승인된 운동이어야 합니다.

이는 매번 30분씩 일주일에 세 번 이상 참여할 수 있는 운동 중에서 한두 가지 유형을 선택하라는 의미입니다. 무엇을 선택하든 심장이 뛰고 피가 순환되면 많은 이점이 있음을 기억하십시오. 한번 기분이 좋아지고 전반적 스트레스 수준이 감소한 것을 느끼게 되면 운동 프로그램을 계속하는 것이 더 쉬워질 것입니다.

해보기

이 간단한 연습은 현재의 운동 방식을 평가하고 규칙적이고 장기적인 신체 활동 프로그램에 대한 참여를 강화하는 데 도움이 될 것입니다. 다음의 질문들에 대해 생각해 보십시오.

- *매주 운동을 얼마나 자주 하고 각 운동 기간이 얼마나 지속됩니까?*
- *만약 규칙적으로 운동하지 않는다면, 불안에 의한 신경 활성화를 줄이기 위한 운동 프로그램을 시작하는 것을 고려하시겠습니까?*
- *가장 마음에 드는 운동 유형은 무엇입니까?*

당신이 어떤 종류의 운동을 즐겼거나 매력적으로 느꼈는지 생각해 보고 일일 계획표나 알림 게시판을 이용해서 언제 운동할지 계획을 세우십시오. 특정 요일이 다른 요일보다 더 많은 스트레스와 불안을 유발하는 경향이 있다면, 그날에 시간을 더 투자해서 몸을 움직이고 불안한 에너지를 분산시키십시오.

마지막으로 운동 직전에 잠시 호흡을 알아차리면서 머릿속을 맴돌고 있는 불안한 생각을 느껴보십시오. 1에서 10까지의 척도로 운동 전 불안 수준을 평가하십시오. 그런 다음 운동이 끝나면, 잠시 멈추고 기분이 어떤지를 곰곰이 생각해 보십시오. 스스로에게 물어보십시오. 운동을 한 뒤 불안이 덜 느껴집니까? 규칙적인 운동이 전반적인 기분에 어떤 영향을 미칠 수 있는지 살펴보는 것은 지금 당장의 불안을 관리하는 데 중요한 도구가 됩니다. 이는 운동습관을 계속하도록 하는 약간의 추가적 동기도 부여해 줍니다.

34
잠자기

알아보기

사람들은 숙면했을 때 얼마나 더 상쾌하고 정신이 맑아지는지 알고 있습니다. 하지만 수면이 뇌에 얼마나 중요한지를 진정으로 이해하는 사람은 거의 없습니다. 사람들은 수면을 뇌가 꺼지는 기간으로 보는 경향이 있지만 실제로는 뇌에 매우 활동적인 시간입니다. 심장이나 면역체계와 마찬가지로 뇌는 잠자는 동안 계속 작동합니다. 사실 특정 수면 기간 동안에는 깨어있을 때보다 더 활동적입니다. 뇌는 자는 동안 호르몬을 방출하고 필요한 신경 화학 물질을 생성하며 기억을 저장하느라 바쁩니다.

많은 사람들은 잠 못 이루는 밤이 자신의 건강과 뇌에 해로운 영향을 미친다는 사실을 잘 인식하지 못합니다. 피곤하지 않다고 해서 충분한 수면을 취하고 있다고 가정하지 마십시오. 수면이 부족한 경우에도 자극적인 상황에서 맑은 정신이나 심지어 활력을 느낄 수 있습니다. 불안한 사람들은 종종 경계 상태에 있기 때문에 졸음을 느끼지 않으며 수면이 부족하지 않다고 생각할 수 있습니다. 그들은 단지 인식하지 못하고 있을 수 있습니다. 수면 부족은 불안이나 짜증의 증가, 집중의 어려움, 의욕 저하 등 다양한 형태로 나타날 수 있다는 것을 알아두십시오.

해보기

수면 문제가 있는지 알아보기 위해서 아래의 내용을 읽고 자신에게 맞는 것을 체크해 보십시오.

- 침대에 누우면 종종 안절부절못하고 잠들기가 어렵습니다.
- 잠을 자기 위해서 약이나 술을 사용한 적이 있습니다.
- 아무 소리도 없어야 잠을 잘 수 있습니다. 소음이 있으면 휴식을 취할 수 없습니다.
- 잠드는 데 20분 이상 걸리는 경우가 많습니다.
- 종종 낮에 졸리거나, 잠들거나, 낮잠을 잤습니다.
- 일정한 시간에 잠자리에 들거나 깨지 않습니다.
- 너무 일찍 깨서 다시 잠들기가 어렵습니다.

- 잠을 푹 자지 못해서 제대로 쉴 수가 없습니다.
- 아침에 침대에서 일어날 때 휴식을 취했다고 느껴지지 않습니다.
- 밤에 잠자리에 들려고 하는 것이 두렵습니다.
- 하루 종일 카페인에 의존합니다.

해당하는 내용이 많을수록 수면 부족이 있을 가능성이 높습니다. 수면 부족은 필요한 만큼 수면을 취하지 못한 채로 그 시간이 누적되기 시작할 때 발생합니다. 대부분의 성인은 하루에 7~9시간의 수면이 필요합니다. 매일 밤 한 시간 정도의 수면을 놓치면 수면 부족은 점차 심해집니다. 따라서 특정 밤에 충분한 수면을 취했더라도 누적된 수면 부족으로 인해 다음날 여전히 졸리거나 짜증이 날 수 있습니다.

적절한 수면을 취하기 위해서 REM 수면이 언제 발생하는지 이해하는 것이 중요합니다. REM 수면은 수면 주기의 후반에 발생하며 전체 수면 기간의 끝으로 갈수록 더 자주 발생합니다. 많은 사람들은 이러한 REM 수면 단계에 들어가기 위해 오랜 시간의 수면이 필요하다는 것을 모르고 있습니다. 4시간을 자고 1시간을 깨었다가 다시 4시간을 자는 것은 8시간의 수면과 동일하지 않습니다. 잠에서 30분만 깨어있어도 수면 주기가 다시 처음부터 시작되므로 전체 수면 기간을 마치는데 더 많은 시간이 걸립니다. 이것은 중단했던 영화를 다시 보는 것과는 다릅니다. 마치 처음부터 영화 전체를 다시 살펴보아야 하는 것과 같습니다.

한 걸음 더

수면에 대한 위의 정보를 읽은 후 이런 생각이 들 수 있습니다. *나는 잘 자고 싶어. 하지만 그게 쉽지 않아!* 물론 미디어, 쇼핑, 레스토랑을 항상 이용할 수 있는 현재의 24시간 문화는 우리가 정기적으로 충분한 수면을 취하는 것을 방해할 수 있습니다. 또한, 대학 시절이나 부모가 된 첫 달처럼 인생의 특정 단계는 우리를 수면 부족에 취약하게 만듭니다.

불안을 진정시키려면 수면을 방해하는 것들에게 저항해야 합니다. 그러나 불안 자체가 종종 사람들의 수면 능력을 손상시켜서 잠들기 어렵거나 일찍 깨어나게 만드는 경우가 매우 흔합니다. 이러한 어려움에 대처할 때 어떤 방식의 접근이 도움이 되고 어떤 것이 문제를 악화시키는지 아는 것이 유용합니다. 잠을 잘 자는 제일 좋은 방법은 수면과 관련된 일상 습관들이 건강한지를 주의 깊게 살펴보는 것입니다.

다음의 수면 습관은 숙면을 취하는 데 도움이 될 수 있습니다.

- 잠자리에 들기 전에 일상적으로 시행할 수 있는 편안한 의식을 연습하십시오.
- 잠자리에 들기 최소 한 시간 동안은 빛 자극을 제거하십시오.
- 낮 동안 운동하십시오.
- 일관된 취침 시간과 기상 시간을 설정하십시오.
- 낮잠을 피하십시오.
- 취침 시간이 가까워지면 활동적인 생각을 편안한 생각으로 바꾸십시오.
- 취침 시간에 걱정거리가 계속된다면 낮에 걱정하는 시간을 따로 정하십시오.

- 수면 환경이 수면에 도움 되는지 확인하십시오.
- 늦은 오후와 저녁에는 카페인, 술, 매운 음식을 피하십시오.
- 수면 준비를 위해서 이완 호흡법을 사용하십시오.
- 잠자리에서 30분이 지난 후에도 잠이 들지 않으면 일어나서 편안한 일을 하십시오.
- 주로 수면을 위해서만 침대를 사용하십시오.
- 수면 보조제 사용을 피하십시오.

35
스팸 폴더로 불안을 보내기

알아보기

길을 걷거나 도로에서 차를 타고 가다가 완전히 낯선 사람이 당신 옆에서 역겨운 말을 하며 계속 따라온다고 상상해 보십시오. "어떻게 감히!" 또는 "정말 역겨워"라고 말대꾸를 해서 그에게 참여할 수도 있겠지만, 그렇게 되면 그 사람은 당신의 주의를 끌게 될 것입니다. 그다음 그는 다른 말을 하거나 심지어 공격적인 모습을 보일 수도 있습니다. 대부분의 사람들은 계속 걷는 것이 최선의 방법이라는 데 동의할 것입니다. 당신이 그의 말을 들었다는 것을 그에게 알리지도 마십시오. 별로 신경 쓰지 않는 것처럼 행동하십시오. 물론 당신은 그것이 일어났다는 것을 알고 있으며 자신의 감정을 부인하는 것도 힘들 것입니다. 하지만 사건을 최소화하는 가장 좋은 방법은 참여하지 않는 것입니다.

왜 그렇게 행동하겠습니까? *그의 말에 동의하거나 사실이라고 생각해서가 아닙니다.* 그가 자신의 희롱을 계속할 가능성을 줄여주기 때문입니다. 그래서 당신은 겁을 먹거나 당황할 수도 있지만, 그의 말을 무시하는 것처럼 행동하려고 할 것입니다. 반발하면 다른 말이 또 나올 가능성이 높아집니다.

침투적 사고와 함께하는 불안은 거의 같은 방식으로 작용합니다. 불안한 생각을 판단하거나 논쟁하거나 싸울 수 있는 확신을 찾음으로써 어떠한 방식으로든 반응할 때 당신은 그것들과 얽히게 됩니다. 얽힘은 다양한 방식으로 발생할 수 있지만, 대부분의 경우 침투에 대한 답변이나 논쟁이 계속 진행됩니다. 원치 않는 불안한 생각에 관여하고 얽히게 되면 이것들은 더욱 강해지고 끈질겨집니다.

해보기

당신에게 발송된 아래의 이메일을 여는 것을 상상해 보십시오.

> *축하합니다! 오늘은 당신의 행운의 날입니다. XX 나라 다이아몬드 산업의 수장이었던 당신의 세 번째 삼촌이 사망하여 $14,000,000,000을 남겼습니다. 이 상속을 받으시려면 아래의 링크를 클릭하고 은행 계좌 번호를 알려주십시오. $14,000,000,000가 당신의 계정으로 즉시 이체됩니다. 다시 한번 진심으로 축하드립니다.*

요트를 사거나, 전용기를 소유하거나, 섬을 구매하는 것이 어떤 기분일지 신나게 상상해 보시겠습니까? 물론 우리는 이 말들이 믿어지지 않기 때문에 당신이 그러지 않기를 바랍니다. 이 내용은 가짜입니다. 이것은 상속 통지가 아니라 사기입니다.

이와 같은 이메일을 읽고 나서 '스팸으로 보내기' 버튼을 누르면 이미 당신은 그 이메일 내용에서 분리된 것입니다. 당신은 그 말들을 믿어서는 안 된다고 생각하는 데 아무런 문제가 없으며 이메일은 사실 매우 다른 메시지를 전달하고 있습니다. "돈 좀 보내줄래요, 어리바리 씨!"

이 책의 첫머리에서 얻은 교훈을 기억하십시오. 생각은 사실이 아닙니다. 생각은 마음속의 상상입니다. 생각은 가장pretending의 한 형태라고 말할 수도 있습니다. 특히 어떤 일이 위험하지 않다는 것을 잘 알고 있는데도 위험하다는 생각이 들 때는 더욱 그렇습니다. 그러므로 불안한 생각에 사로잡힌 자신을 발견하면 그 생각이 사실이 아니라는 것을 깨닫고 불안이 당신에게 허세를 부리고 있다는 것을 다시 한번 기억하기 위해 최선을 다하십시오. 그런 다음 당신이 실제로 관심 있는 일로 돌아갈 수 있도록 불안한 생각을 스팸 폴더로 보내십시오.

36
대처 생각

알아보기

*대처 생각*은 정서적 웰빙에 긍정적인 영향을 미칠 수 있는 생각이나 진술을 의미합니다. 생각의 유용성을 평가하는 한 가지 방법은 생각이 당신에게 미치는 영향을 살펴보는 것입니다. 이러한 관점에서, 대처 생각은 어려운 상황에 차분하게 반응하며 대처하는 능력을 증가시킬 가능성이 더 높아서 가치를 지닙니다.

해보기

아래의 표를 살펴보십시오. 왼쪽 열에는 여러 사람들이 가지고 있는 불안한 생각 중 일부를 볼 수 있습니다. 오른쪽 열에는 이러한 각각의 불안한 생각에 맞는 '대처 생각'이 표시되어 있습니다.

노력하는 것은 소용이 없어. 아무것도 정상으로 돌아가지 않을 거야.	어찌 됐든 노력해 볼게. 이런 상황에서도 인생의 더 큰 성취감을 찾을 기회가 있을지도 몰라.
뭔가 잘못된 것 같아. 느낄 수 있어.	무슨 일이 일어날지 잘 모르겠어. 이런 느낌은 예전에도 틀린 적이 있었어.
올바른 진행 방법을 알아내기 위해서 이러한 생각, 의심, 걱정에 초점을 맞출 필요가 있어.	이것에 너무 많은 시간을 보냈고 이제는 나아가야 해. 정확하고 올바른 진행 방법은 따로 없어. 최선을 다할 뿐이야.
나는 학교, 직장, 육아에서 모두 유능하고 탁월해야 해.	완벽한 사람은 없어. 나는 사람이고 때때로 실수를 할 수도 있어.
모두가 나를 좋아해야 해.	모두가 좋아하는 사람은 없어. 그래서 나를 싫어하는 사람을 만날 수도 있어.
이 유행병이 번지는 동안 집에 갇혀 지내는 것을 참을 수가 없어!	나는 더 어려운 일도 겪어봤어. 나는 살아남을 거야.
내가 감염되었는지에 대한 걱정을 멈출 수가 없어.	감염이 되었든 아니든 걱정은 변하지 않을 거야. 이런 고민은 단지 나를 속상하게 할 뿐이야.
함께 일하는 사람들을 실망시키고 싶지 않아.	모든 사람을 기쁘게 하는 것은 불가능해. 특히 모두가 재택근무를 할 때는 어쩔 수 없지.
지금 상점에 갈 수는 없어. 도저히 감당이 안 돼.	나는 적합한 사람이고, 조금 위험하다고 느껴도 잘 이겨낼 수 있어.

왼쪽 열의 예시를 통해서 당신의 불안한 생각을 보았거나 어떤 모습이 떠올랐다면, 잠시 시간을 내어서 스스로를 위한 긍정적인 대처 생각

을 브레인스토밍해보십시오. 다음번 불안한 생각이 떠올랐을 때 그 대처 생각을 볼 수 있도록 휴대폰에 적어 두십시오. 물론 불안한 생각을 인식하고 대처 생각으로 치환하는 것에 계속 신경을 쓰는 것이 힘들겠지만, 해볼 만한 가치가 있습니다. 당신에게 가장 문제가 되는 생각 유형에 초점을 맞추십시오. 예를 들어서 완벽주의를 선호하는 경우 '반드시 해야 하는 것(must)'과 '해야만 하는 것(should)'을 살펴보는 것이 유용합니다.

특정 계획이나 일정에 따라서 자신에게 무언가를 "반드시 해야 한다"라거나 "해야만 한다"라고 말하는 것은 스스로를 스트레스와 걱정에 대비하도록 만드는 것입니다. "반드시 해야 한다"와 "해야만 한다"라는 말은 컨디션이 완벽하지 않거나 일정이 계획대로 진행되지 않는 경우에도 당신이 규칙을 위반하는 것처럼 보이게 만듭니다. 적어도 "(이렇게) 해야만 한다"를 "나는 (이렇게) 하고 싶어"로 바꾸면 반드시 따라야 하는 규칙을 만들지 않아도 됩니다. 그 대신에 당신은 단순히 목표나 욕구를 표현하게 됩니다. 그것은 달성될 수도 있고 아닐 수도 있습니다. 이렇게 하는 것이 더 친절하고 다정한 생각입니다.

37
관대해지기

알아보기

다른 사람에게, 세상에, 자신에게 베푸는 것은 인간으로서 우리의 본성에 깊이 자리 잡고 있습니다.

약 2억 년 전에 우리의 포유류 조상이 처음 나타났을 때 그들의 유대감, 감정, 관대함에 대한 능력은 놀라운 진화적 돌파구가 되었습니다. 파충류나 어류와는 달리 포유류와 조류는 새끼를 돌보고, 암수 한 쌍이 짝을 이루며(때로는 평생), 대부분 다양한 종류의 협력을 바탕으로 구성된 복잡한 사회적 집단을 형성합니다. 이렇게 하려면 알을 낳고 헤엄치며 다니는 물고기보다 더 영리해야 합니다. 그래서 포유류와 조류는 체중을 고려했을 때 파충류나 어류보다 더 큰 뇌를 가지고 있습니다.

약 6천만 년 전에 영장류가 출현했을 때, 사회적 능력의 '생식적 이점'을 바탕으로 뇌의 크기는 또 한 번 증가했습니다. 복잡한 의사소통, 차림새, 계층 등을 가진 제일 관계적인 영장류 종이 체중에 비례한 제일 큰 뇌 피질을 가지고 있었습니다.

그런 다음 약 250만 년 전에 초기 인류가 출현하여 석기 도구를 만들기 시작하였습니다. 그 이후로 뇌의 크기는 3배로 커졌고 이 새로운 피질의 대부분은 언어, 공감, 가족과 친구에 대한 애착, 사랑, 협동, 이타주의와 같은 대인관계기술이 주로 차지했습니다. 뇌가 커짐에 따라서 출생 후에도 뇌의 성장을 허용하고 놀라운 새 기능을 잘 활용하기 위해서 더 긴 유년기가 필요했습니다. 이것은 인간의 독특하고 긴 청소년기 동안 아이들과 그들의 어머니를 살리기 위해 고대 과거에 비해서 아버지와 '아이를 키우는 데 필요한 마을'의 더 많은 도움이 필요하다는 것을 의미합니다.

영장류 어머니의 유대감과 양육(즉 베푸는 것)은 점차 낭만적인 사랑, 자식을 돌보는 부모, 우정, 인간을 하나로 연결하는 더 큰 관계들의 거미줄로 발전했습니다. 게다가 우리 조상들은 주로 그들의 무리 안에서 자랐습니다. 관계의 교류와 팀워크를 잘 다루는 무리는 제한된 자원을 얻기 위한 다른 무리와의 경쟁에서 더 우월했습니다. 따라서 뇌가 더 사회적 지능을 갖도록 만드는 유전자들은 인간 게놈에서 확산되었습니다.

요약하자면, 베푸는 것은 넓은 의미에서 수백만 년에 걸쳐 뇌의 진화를 가능하게 하고 또 촉진시켰다고 볼 수 있습니다.

결과적으로 우리는 배려, 상호작용, 자비, 동정, 친절, 도움, 따뜻함, 감사, 존경, 인내, 관용, 공헌 등의 많은 일상적 활동을 통해 관대함의 바다에서 수영하고 있습니다. 하지만 속담에 나오는 물고기처럼 종종 자신이 젖었다는 것을 깨닫지 못합니다. 뇌의 부정적 편향으로 인해서 적개심과 이기심, 타인에 대한 주저함과 불친절함 등 베풀지 못하는 순간이 자극적인 뉴스처럼 튀어나오기도 합니다. 게다가 현대 경제의 관점에서는 베푸는 것과 받는 것이 주로 돈을 버는 것과 관계되는 것처럼 보일 수 있지만, 실제 삶에서는 자유롭게 주어지고 화폐로 정의되지 않은 물건과 서비스의 순환 흐름과 함께, 원래부터 여전히 방대했던 '관대성 경제'의 극히 작은 부분에 지나지 않습니다.

당신이 베푸는 본성을 표현하면 다른 사람들은 혜택을 받고, 당신은 좋은 느낌과 함께 좋은 사람이 되도록 자극을 받습니다. 또한, 인간의 관대함이라는 위대한 태피스트리에 사랑스러운 실을 하나 더 추가하도록 해줍니다.

해보기

자신을 돌보기. 당신이나 타인에게 해를 끼치는 방식으로 베풀지 마십시오. (예: 누군가를 알코올 중독에 빠지도록 함) 계속해서 스스로에게 연료를 재충전하십시오. 보살핌을 받고 있다고 느끼거나 적어도 비어있다고 느끼지 않을 때가 더 베풀기 쉽습니다.

관대함의 펌프를 준비하기. 당신이 감사하거나 기뻐하는 것들을 알아차리십시오. 조금 더 베풀어서 박탈감이나 공허함을 느끼지 않도록 이미

가득 차 있다는 느낌을 기억하도록 하십시오.

베푸는 것은 자연스러운 일이라는 것을 알기. 베푸는 사람이 되기 위해서 성자가 될 필요는 없습니다. 관대함은 마음, 시간, 자체, 봉사, 음식, 돈 등 다양한 형태로 나타납니다. 이러한 관점에서 당신이 매일 얼마나 베풀었는지 생각해 보십시오. 베푸는 사람으로서 스스로에게 좋은 느낌을 가질 수 있습니다.

충분한 주의를 기울이기. 다른 사람들의 주제나 의제에 계속해서 머물러 계십시오. 다른 사람들이 말하는 것이 싫을 수도 있겠지만, 수용적인 듣기를 지속적으로 제공하는 것은 가능합니다. (자녀나 배우자에게 특히 중요합니다) 그러면 차례가 바뀌었을 때 상대방이 당신에게 마이크를 넘기는 것에 대해서 기분 좋게 생각할 것입니다.

반응하지 않기. 우리가 어떤 상황에서 (특히 원하지 않았던 상황일 경우) 의견, 조언, 감정적 반응을 추가하지 않는다면 시간, 상호작용, 관계, 생활 중 상당수가 더 나아질 것입니다. 하지 않는 것이 때로는 최고의 선물입니다.

도움이 되기. 예를 들어 무료급식소에 자원하거나, 좋은 일에 돈을 기부하거나, 배우자가 당신보다 더 많은 일을 하고 있다면 집안일이나 육아를 늘려보십시오.

자신만의 수행을 하기. 다른 사람들에게 할 수 있는 가장 큰 공헌 중 하나는 자신의 웰빙과 기능 수준을 높이는 것입니다. 당신의 수행이 무엇이든지 혹은 무엇이 되든지 간에 신성하게 여기는 모든 것을 당신의 가족과 친구, 그리고 넓어지는 세상에 매일 바치는 제물로써 진심을 다해서 하십시오.

38
사랑

알아보기

우리는 모두 사랑받기를 원하지만, 항상 원하는 형태로 오는 것은 아닙니다. 예를 들어, 누군가가 낭만적인 사랑을 제공했지만, 그것이 당신이 찾고 있는 것이 아니거나 또는 사랑이 지금 전혀 느껴지지 않을 수도 있습니다. 이런 일이 발생하면 보통 상심과 무력감이 발생합니다. 인류의 역사는 다른 사람이 우리를 사랑하도록 만들 수 없다는 것을 보여주는 하나의 긴 교훈입니다.

이 연습은 사랑을 표현하는 것에 대한 내용이며 사랑을 받는 것과는 다릅니다. 받는 사랑보다 주는 사랑에 집중하면 당신은 결과가 아니라 원인을 위해 노력하는 것입니다. 다시 말해서 당신은 포켓볼의 다른 8개 공이 아니라 큐볼이 되는 것입니다. 이러한 주체 의식은 효능감과 자신감을 불러옵니다. 또한, 기분을 좋게 해줍니다.

당신이 주는 사랑에 집중하는 것은 또한 현명한 이기심의 한 형태일 수 있습니다. 사랑을 얻는 가장 좋은 방법은 주는 것이기 때문입니다. 당신이 원하는 정확한 방식으로 돌아오지 않더라도 사랑을 주는 것은 당신의 관계를 개선하고 서로의 문제를 진정시킬 것입니다. 때때로 사람들은 사랑이 자신을 약하게 하거나 기진맥진하게 할까 걱정하지만, 당신 자신의 경험으로 볼 때 사랑이 그렇게 만들지 않는다는 것을 알 수 있을 것입니다. 사랑은 그것을 주는 사람들을 보호하고 양육합니다. 스스로에게 물어보십시오. 사랑할 때 기분이 들뜨고 강해지지 않습니까?

건강하고 온전해지려면 사랑을 주어야 합니다. 사랑을 병에 넣는 것은 당신의 모든 존재를 병에 넣는 것과 같습니다. 사랑은 물과 같습니다. 흘러야 합니다. 그렇지 않으면 고여서 정체되고 냄새가 나게 됩니다. 매우 사랑하는 사람들의 얼굴을 보세요. 아름답지 않습니까? 사랑하는 것은 내면의 오래된 상처를 치유하고 아직 개발되지 않은 에너지와 재능의 저장소를 열어줍니다. 또한, 세계의 모든 주요 종교적 전통에서도 깊은 깨어남의 길과 관련된 중심적인 역할을 합니다.

세상은 당신의 사랑이 필요합니다. 당신과 함께 살고 함께 일하는 사람들도 그것을 필요로 합니다. 가족과 친구, 가까운 사람과 멀리 있는 사람, 그리고 이 닳아버린 행성 전체도 마찬가지입니다. 단 하나의 사랑스러운 말, 생각, 행동에서 퍼져나가는 파문을 절대 과소평가하지 마십시오.

해보기

사랑은 호흡만큼 자연스럽지만, 호흡과 마찬가지로 위축될 수 있습니다. 때로는 아래와 같은 방법을 사용하여 풀어주고 강화시키고 더 자유롭게 흐르도록 도울 필요가 있습니다.

- 당신을 사랑해 주는 사람들이 곁에 있다는 느낌을 떠올리고 사랑하는 감정에 마음을 열어보십시오. 이것이 당신을 채우고 마음을 따뜻하게 하고 얼굴을 부드럽게 하도록 두십시오. 이러한 경험에 빠져보십시오. 반대의 생각(예: 거절)이 떠올라도 괜찮습니다. 사랑하는 느낌으로 돌아가기 전에 잠시 그들을 관찰하십시오. 이것이 자신을 사랑하게 하는 신경회로를 활성화시킬 것입니다.
- 심장 주변을 느끼면서 감사, 연민, 친절과 같은 진심 어린 감정을 불러일으키는 것들을 생각해 보십시오. 심장박동의 작은 변화와 조화를 이뤄보십시오. 숨을 들이쉬면 심장이 빨리 뛰고 내쉬면 늦게 뛰므로 들숨과 날숨이 거의 같은 길이가 되도록 숨을 쉬십시오. 심장은 사랑과 은유적 연결 이상의 의미를 가지고 있습니다. 심혈관계와 신경계는 연인의 손가락처럼 서로 얽혀 있으며 이러한 실습을 통해서 온 마음을 다해 웰빙을 증진시키고 다른 사람들에게 더 큰 따뜻함을 선사할 수 있습니다.
- 다른 사람에 대한 부드러운 생각으로 이러한 사랑의 감정을 강화하십시오. *아프지 않게 해주세요. 평안하시기를 빕니다. 편안하게 지내세요.* 누군가에게 화가 난다면 이러한 반응을

알아차리면서 사랑스러운 생각을 확장해보십시오. *나는 당신에게 화가 났고 다시는 당신이 나를 아프게 하도록 지켜보지 않을 겁니다. 하지만 여전히 당신이 진행한 행복을 찾길 바랍니다. 잘 되길 바랍니다.*

39

인정과 수용

알아보기

인정해야 할 것이 무엇입니까? 또 다른 걱정스러운 생각이 드시나요? 머릿속에서 걱정을 찾는 일은 짜증 날 수 있습니다. 이러한 생각이 당신에게 일어난다는 자체가 너무 불합리해 보여서 그 상황을 인정하기를 거부할 수도 있습니다.

아마 당신은 이전에도 여러 번 이 생각들을 무시했겠지만, 그것들은 메일함에 매시간 표시되고 있는 스팸메일처럼 여전히 반복되고 유용한 목적을 제공하지 못한 채로 당신을 귀찮게 할 것입니다. 또는 걱정스러운 생각을 많이 했지만, 그것으로 인해 피해를 입은 적이 전혀 없더라도 이번에는 정말 무슨 일이 생길까 봐 여전히 두려움으로 반응할 수도 있습니다. 당신은 아마도 그 생각이 항상 거짓이라는 것을 완벽하게 확신할 수 있기를 바랄 것입니다. 그러나 아무도 그 정도의 확신을 가질 수 없습니다.

만약 다른 걱정스러운 생각을 하고 있다는 것을 단순히 인정한다면 어떨까요? 당신은 뇌를 가지고 있으므로 생각이 있는 것입니다. 그것이 전부입니다. 생각을 무시하거나 없는 척하려고 할 필요가 없습니다. 지금 당신은 오늘 가지게 될 많은 생각 중에서 하나를 가지고 있으며, 이것이 우연히 나쁜 것일 뿐입니다. 누가 이 생각을 인정해야 할까요? 보통은 자신만 하면 됩니다. 이 인정은 걱정스러운 생각의 존재를 잠시 알아차리고 저항이나 억압 없이 인정하고 다음 단계로 넘어가는 내부 과정입니다.

무엇을 수용하는 것이 좋을까요? 마음에 들지 않는 생각이 있다는 사실 그 자체입니다. 당신은 그 생각에 동의할 수도 안 할 수도 있습니다. 합리적이라고 생각할 수도 있고 혐오감을 느낄 수도 있습니다. 그것은 별로 중요하지 않습니다! 당신은 자신이 가질 생각과 가지지 않을 생각을 골라서 선택할 수 없습니다. 아무도 그렇게 하지 못합니다! 그 생각을 반박하거나 부정하거나 사라지게 하거나 자신을 안심시키려고 노력할 필요는 없습니다. 그렇게 해도 아무런 이득이 없을 것입니다.

아무도 당신이 자신의 생각을 통제하기를 기대하지 않습니다. 당신은 자신의 행동에 대한 책임이 있고, 생각이 아니라 행동으로 판단을 받을 것입니다. 화나는 생각, 질투하는 생각, 야한 생각, 괴상한 생각, 친절한 생각, 불친절한 생각, 부끄러운 생각, 자비로운 생각, 심지어 잔인한 생각을 가질 수 있는 것처럼 걱정스러운 생각도 가질 수 있습니다.

해보기

인정하고 수용하는 것은 아마도 가장 중요하고 강력한 단계일 것입니다. 여기서는 가능한 한 간단하게 설명했지만 실제로 쉽지 않습니다. 어떤 사람들은 원치 않는 생각을 단순히 인정하고 수용하면서 다른 기술이나 반응을 사용하지 않고 계속 나아갈 수 있습니다. 그것이 당신에게 가능하다면 이 단계에서 시간을 낭비하지 말고 계속 다음으로 진행하십시오.

아직도 여기에 있다면 같이 살펴봅시다. 걱정에 대처할 수 있는 좋은 방법을 알아내기 위해서는 현재 직면하고 있는 상황을 명확히 하는 것이 도움이 됩니다. 이 책 앞부분의 두 가지 질문을 사용해서 이를 확인해 볼 수 있습니다.

1. 주변의 외부 상황에 지금 문제가 있습니까?
2. 만약에 있다면 지금 바꿀 수 있습니까?

당신이 두 가지 질문에 모두 "예"라는 답을 하지 않았다면, 지금 당장 해결할 수 있는 외부 상황의 문제가 없는 것입니다. 당신의 문제는 걱정입니다.

한 걸음 더

걱정에 직면했을 때는 아래의 두 가지를 명심하십시오. 떠올리는 습관이 생길 때까지 휴대폰이나 지갑에 넣어두는 것이 도움 될 수 있습니다.

1. 당신이 가진 것은 긴장된 감정입니다.
2. 긴장해도 괜찮습니다. 당신은 아마도 그 감정을 정말로 싫어할 것입니다. 하지만 그것은 불편할 정도로 따뜻한 방에 앉아있는 경험과 비슷할 것입니다. 산불 속에서 캠핑하는 것과는 다릅니다. 그것은 위험이 아니라 불편일 뿐입니다.

당신이 직면한 문제는 당신의 걱정 속에 있는 재앙과 관련된 조항에 기술된 문제가 아닙니다. 대신, 걱정스러운 생각에 대한 반응으로 느끼게 되는 불편함과 그 생각을 진지하게 받아들이려는 자연스러운 성향입니다. 평소에 선택해왔던 반反-걱정 반응으로 그 생각에 저항하면, 노력할수록 더 나빠지는 어려움을 경험하게 될 것입니다. 하지만 당신이 걱정을 인정하고 그 불가피함을 받아들이면 반대의 상황이 일어나게 됩니다. 생각에 저항하려고 하지 않을수록 견디기가 더 쉬워집니다.

40
믿음을 가지기

알아보기

이 책을 덮기 전에 간단한 실험을 해보십시오. 마음속으로나 소리를 내서 이 문장을 몇 번 완성하십시오. "나는 …을 믿는다." 그다음은 다른 문장을 몇 번 완성하십시오. "나는 …을 믿지 않는다." 믿음이 있는 것과 없는 것은 어떤 느낌입니까?

당신의 경험에서 믿음이란 무언가를 신뢰하는 느낌일 것입니다. '믿음faith'이라는 단어가 '신뢰하다to trust'라는 라틴어에서 유래되었기 때문에 이것은 일리가 있습니다. 믿음은 직접적인 경험, 근거, 신뢰할 수 있는 출처에서 비롯되며 때로는 단지 매우 옳다고 느끼며 그게 말할 수 있는 전부인 경우에도 해당될 수 있습니다. 잠수 준비를 할 때마다 물이 올라오기를 기대하는 것처럼 때때로 믿음은 분명하게 나타납니다. 다른 경우에 믿음은 의식적인 선택일 수도 있습니다. 당신의 자녀가 집을 떠나서 대학에 갈 때면 다 괜찮아진다고 믿는 것을 선택하는 것처럼 말입니다.

당신은 세상이나 자신 안에 어떤 믿음을 가지고 있습니까?

세상과 자신에 대한 믿음이 없으면 삶은 흔들리고 무섭게 느껴질 수 있습니다. 믿음은 신뢰할 수 있고, 지지해 줄 수 있는 것에 기반합니다. 의심과 두려움에 대한 해독제입니다. 그것은 당신을 강하게 만들고 힘든 시기가 왔을 때 지원해 줄 것입니다. 당신이 선택한 길이 좋은 장소로 이어질 것이라는 확신과 함께 계속 갈 수 있도록 도와줍니다. 사랑스럽고 긍정적인 순환 속에서, 믿음은 희망과 낙관주의를 북돋습니다. 믿음은 당신의 눈을 먼 지평선, 종교적인 것, 심지어 신성한 것까지 볼 수 있게 해줍니다.

물론 약간의 회의론은 괜찮습니다. 그러나 심해지면 세상을 불신하고 자신을 의심하는 끝없는 순환으로 이어지게 됩니다. 당신은 기본적으로 어디에 믿음을 가질 것인지에 대해 좋은 선택을 할 수 있다는 믿음이 있어야 합니다! 이는 두 가지 함정을 피하는 것을 의미합니다.

- *잘못된 곳에 너무 많은 신뢰를 두는 것*: 당신을 위해 오지 않을 사람들, 잘 될 것 같지 않은 사업이나 직업, 독단과 편견, 또는 다른 사람들에 대한 경계심과 같이 당신을 해치는 마음의

습관. 어렸을 때는 괜찮았지만 지금은 크기가 너무 작아진 갑옷을 입고 돌아다니는 것과 같습니다.

- *올바른 곳에 너무 적은 신뢰를 두는 것*: 대부분의 사람들은 당신이 정말로 하고 싶은 말을 기꺼이 들어줍니다. 당신이 계속 노력하면 결과는 따라올 것입니다. 마음속에 있는 선한 점들을 몇 가지 떠올려 보십시오.

해보기

1. 세상과 자신에 대한 믿음의 목록을 작성해 보십시오. 마음속으로, 서류상으로, 또는 누군가와 대화함으로써 이것을 할 수 있습니다.
2. 당신의 믿음이 어디에서 잘못되었을 수 있는지 스스로에게 물어보십시오. 당신의 어딘가 약해지거나 더럽혀졌다는 믿음, 다른 사람들이 당신을 신경 쓰지 않는다는 믿음, 또는 오래 반복된 일을 하면서도 다른 결과를 얻을 것이라는 믿음과 같이 자신의 마음 일부에 있을 수 있는 너무 과한 믿음을 고려해야 합니다.
3. 잘못된 믿음의 한 가지 예를 고르고 의식적으로 그것에서 벗어나 보십시오. 당신이 그것을 어떻게 만들어냈고 어떤 대가를 치르게 되었는지 생각해 보십시오. 그것이 없는 삶의 이점을 상상해 보는 것도 좋습니다. 그것을 대체할 다른 자원을 개발하십시오. 다른 잘못된 믿음의 경우에도 이 단계를 반복해보십시오.
4. 또 다른 목록을 작성하십시오. 이는 세상과 자신에 대해 합리적

으로 믿을 수 있는 것들에 대한 목록입니다. 여기에는 어린이를 포함해서 더 많은 신뢰를 받을 수 있는 사람들, 많은 사람들에게 있어 대부분의 날에 해당되는 기본적인 안전, 당신의 강점과 미덕처럼 확신을 가질 기회를 놓친 항목들이 해당됩니다.

5. 그다음, 위 목록에서 하나의 항목을 선택하고 그것에 대해 조금 더 믿음을 가지십시오. 그것에 의존하게 되는 좋은 이유를 기억하십시오. 그것에 대한 더 많은 신뢰가 당신과 다른 사람들에게 얼마나 도움이 될지 상상해 보십시오. 의식적으로 그것을 믿도록 선택하십시오.

6. 마지막으로 마음속에 있는 좋은 자질과 열망을 생각해 보십시오. 그것들에 잠시, 또는 좀 더 오랫동안 몸을 맡겨보십시오. 어떻습니까?

궁극적으로, 당신의 가장 좋은 부분에 더 많은 믿음을 가지도록 노력하십시오. 그것들은 항상 당신에게 충실했습니다.

| 추천도서 목록 |

Buddha's Brain: The Practical Neuroscience of Happiness, Love & Wisdom *by* **Rick Hanson, PhD**

Just One Thing: Developing a Buddha Brain One Simple Practice at a Time *by* **Rick Hanson, PhD**

Needing to Know for Sure: A CBT-based Guide to Overcoming Compulsive Checking and Resassurance Seeking by Martin N. Seif, PhD, and Sally **M. Winston, PsyD**

Overcoming Unwanted Intrusive Thoughts: A CBT-based Guide to Getting Over Frightening, Obsessive, or Disturbing Thoughts by **Martin N. Seif, PhD, and Sally M. Winston, PsyD**

The Relaxation and Stress Reduction Workbook, 7th Edition by **Martha Davis, PhD, Elizabeth Robbins Eshelman, MSW, and Matthew McKay, PhD**

Rewire Your Anxious Brain: How to Use Neuroscience of Fear to End Anxiety, Panic & Worry by **Catherine M. Pittman, PhD, and Elizabeth M. Karle, MLIS**

Thoughts & Feelings: Taking Control of Your Moods and Your Life by **Martha Davis, PhD, Matthew McKay, PhD, and Patrick Fanning**

The Worry Trick: How Your Brain Tricks You Into Expecting the Worst and What You Can Do About It by **David A. Carbonell, PhD**

| 저자 소개 |

Rick Hanson, PhD

심리학자이자 명상 지도자이며, 『Buddha's Brain and Just One Thing』의 저자이다. University of California, Los Angeles를 최우등으로 졸업했다. Wellspring Institute for Neuroscience and Contemplative Wisdom을 공동 설립했고, Wise Brain Bulletin의 편집자이다.

Matthew McKay, PhD

Wright Institute in Berkeley, CA의 교수이다. 『Self-Esteem』, 『The Relaxation and Stress Reduction Workbook』, 『Thoughts and Feelings』, 『ACT on Life Not on Anger』를 포함하여 수많은 책을 저술하였다. 그의 책은 모두 합쳐서 4백만 부 이상이 팔렸다. 그는 California School of Professional Psychology에서 임상심리학 박사학위를 받았으며, 불안 및 우울에 대한 인지행동치료 전문가이다.

Martha Davis, PhD

Kaiser Permanente Medical Center in Santa Clara, CA의 정신건강의학과에 근무했던 심리학자이다. 그녀는 은퇴하기 전까지 30년이 넘도록 개인, 부부, 집단 심리치료를 수행하였다. 『Thoughts and Feelings』의 공동 저자이다.

Elizabeth Robbins Eshelman, MSW

Kaiser Permanente Health Care Program에서 37년 동안 근무했다. 그녀는 재직기간 동안 임상사회복지사, 호스피스 책임자, 연구자, 건강교육자, 경영개발강사 및 코치로 일했다. 그녀는 은퇴하여 Northern California에 살고 있다.

Martin N. Seif, PhD

ADAA(Anxiety and Depression Association of America)의 공동 설립자이며, 1977년부터 1991년까지 이사회 활동을 했다. 그는 White Plains Hospital의 Anxiety and Phobia Treatment Center 부소장을 역임했으며, New York-Presbyterian Hospital의 교수이다. 또한, American Board of Professional Psychology에서 인증을 받은 인지행동심리 전문가이다. 그는 New York, NY와

Greenwich, CT에서 진료실을 운영하고 있다. 『What Every Therapist Needs to Know About Anxiety Disorders』 및 『Overcoming Unwanted Intrusive Thoughts』의 공동 저자이다.

Sally M. Winston, PsyD

Anxiety and Stress Disorders Institute of Maryland in Towson, MD의 설립자이자 공동 책임자이다. ADAA's Clinical Advisory Board의 첫 번째 의장을 역임했으며, Jerilyn Ross Clinician Advocate Award를 수상했다. 그녀는 수십 년 동안 치료사를 대상으로 여러 인기 있는 워크샵을 열어온 권위 있는 임상의이다. 『What Every Therapist Needs to Know About Anxiety Disorders』 및 『Overcoming Unwanted Intrusive Thoughts』의 공동 저자이다.

David A. Carbonell, PhD

불안치료를 전문으로 하는 임상심리학자이다. 『Panic Attacks Workbook』, 『The Worry Trick』, 『Fear of Flying Workbook』을 저술했다. 그는 유명한 자조 사이트인 www.anxietycoach.com의 '코치'이며, 현재까지 미국 및 해외에서 9,000명 이상의 전문 심리치료사를 대상으로 불안장애치료에 대한 워크숍을 개최했다. Anxiety and Depression Association of America의 원로이다. 그는 1985년 DePaul University에서 임상심리학 박사학위를 받았으며, 1990년부터 불안장애치료에 전념해왔다. 전문 심리치료사로 이루어진 즉흥 코미디 극단인 Therapy Players의 일원이다.

Elizabeth M. Karle, MLIS

Cushwa-Leighton Library at Saint Mary's College in Notre Dame, IN의 수집 관리 감독자이다. 그녀는 이 책과 관련된 연구를 제공하는 것 외에도, 불안장애와 관련된 개인적인 경험을 가지고 있어서 불안으로 고통받는 사람들에게 가장 필요한 부분에 대해 초점을 맞출 수 있도록 도와주었다. 원래는 Illinois 출신이며, 현재 South Bend, IN에 거주하면서 University of Notre Dame, Roosevelt University, Dominican University에서 학위나 자격증을 취득했다. 『Hosting a Library Mystery』의 저자이다.

Catherine M. Pittman, PhD

Saint Mary's College in Notre Dame, IN의 부교수이다. South Bend, IN에서 개인 진료를 할 수 있도록 허가받은 임상심리학자이며, 뇌손상 및 불안장애의 치료를 전문으로 한다. ADAA(Anxiety and Depression Association of America)의 회원이며, 불안과 스트레스를 주제로 한 워크숍과 세미나를 개최하고 있다.

| 역자 소개 |

김성진

인제대학교 의과대학 졸업
정신건강의학과 전문의
의학박사
대한우울조울병학회 평생회원
인제대학교 부산백병원 정신건강의학과 조교수

김준모

중앙대학교 의과대학 졸업
정신건강의학과 전문의
의학박사
중앙대학교 정신건강의학과 외래교수
대한명상의학회 평생회원
대한최면치료학회 정회원
마인드풀정신건강의학과의원 원장

서춘희

부산대학교 의과대학 졸업
직업환경의학과 전문의
의학박사 과정
인제대학교 부산백병원 직업환경의학과 부교수
대한직업환경의학회 회원
한국직무스트레스학회 이사
근로복지공단 질병판정위원회 위원
Center for the Promotion of Health in the New England Workplace research affiliates

이성근

고려대학교 의과대학 졸업
정신건강의학과 전문의
미국 정신의학회 회원
대한명상의학회 평생회원
대한노인정신의학회 평생회원
한국정신사회재활협회 평생회원
한국중독정신의학회 평생회원
사회복지법인 송원 이사장
형주병원 원장

정도운

인제대학교 의과대학 졸업
정신건강의학과 전문의
의학박사
인제대학교 부산백병원 정신건강의학과 교수
부산스마일센터(법무부위탁 범죄피해자 심리지원센터) 센터장

불안구급상자

THE ANXIETY FIRST AID KIT

초판인쇄 2021년 12월 13일
초판발행 2021년 12월 20일

지 은 이 RICK HANSON, PHD · MATTHEW McKAY, PHD
MARTHA DAVIS, PHD · ELIZABETH ROBBINS ESHELMAN, MSW
MARTIN N. SEIF, PHD · SALLY M. WINSTON, PSYD
DAVID A. CARBONELL, PHD · CATHERINE M. PITTMAN, PHD
ELIZABETH M. KARLE, MLIS
옮 긴 이 김성진 · 김준모 · 서춘희 · 이성근 · 정도운
펴 낸 이 소정영
펴 낸 곳 하나醫學社

출판신고 제25100-2013-000061호(1988. 4. 1.)
주 소 서울특별시 서대문구 거북골로 7-7(홍은동) 하나빌딩 1층

전화번호 (02)730-2555, 2556
팩 스 (02)730-2557
홈페이지 www.hanampc.co.kr
이 메 일 hanampc1@naver.com

값 18,000원

ISBN 979-11-91658-06-4 93510